睡前這麼做

# 與夜尿徹底告別

老是被尿意驚醒？名醫解答
104 個日常泌尿問題

不吃藥、免手術，頻尿自然好

夜間頻尿第一線で活躍する専門家が教える朝までぐっすり！自宅ケア BOOK

主婦與生活社生活照護編輯部／編製
黃詩婷／譯

# 序

「夜間頻尿」指的是晚上必須爬起來上廁所的情況，容易造成睡眠不足等問題，大幅降低ＱＯＬ（生活品質），相當惱人，據說也是排尿相關煩惱當中，人數占比最高的一種。半夜睡眼惺忪地爬起來想上廁所，結果因為跌倒而骨折等意外造成臥病在床的風險也相當高，甚至可以說是影響到生存率。

引發夜間頻尿的原因並不單純。尤其是對於年長者來說，可能有各式各樣複雜因素導致，有時還必須要由不同專業領域的醫師來進行診斷。

像夜間頻尿如此麻煩的疾病，除了先前其實沒有比較良好的治療方式以外，想來應該也會有人認為「畢竟上了年紀，這也是沒辦法的」而自暴自棄忍耐著。

但是近年來學界已經累積了不少經驗和見識，同時也有效果甚佳的藥物問市，因此二〇二〇年時《夜間頻尿診療指導手冊》也大幅修訂內容。這本指導手冊原先是在二〇〇九出版的，因此是經過十一年才進行修訂。（譯注：此手冊係由日本排尿機能學會制定，提供各醫院和醫師參考使用的醫療用書，日本厚生勞動省網站也可下載。）

**先前在治療夜間頻尿的時候，有些病例會拿到治療「過動性膀胱」或者「攝護腺肥大」的藥物。不過年長者大多屬於夜間尿量增加的「夜間多尿」情況，而在修訂過後的指導手冊當中，針對此情況並不建議馬上使用藥物，而是提倡以行動療法（自我療養）作為優先治療的方式。**

使用藥物治療的時候，可能會因為「多劑並用」——同時服用多種藥物，結果引發副作用，這已經是個社會問題。接下來的時代最重要的就是在考量這方面問題下進行自我療養，以維持自身健康。

另外，由於新型冠狀肺炎流行的影響，大家出門的機會也比以前少了許多，或許也不太想去醫院。而本書當中介紹的是「在連絡醫生之前必須知道的事情」以及「應當要做的事情」，也希望大家能多多活用。

本書是根據最新的指導手冊，**收集夜間頻尿治療前線的患者疑問，以及那些活躍於前線的諸位專業醫師的最佳回答**。內容是誠懇而仔細回答大家對於夜間頻尿的各種問題，在先前的一般書籍當中，應該都沒有如此正面解析夜間頻尿煩惱的書籍。

身為回答者的代表，我打從心底希望這本書能夠讓那些苦於夜間頻尿問題的人稍微解開一些疑問、放下一些不安，幫助大家過著健康而舒適的生活。

《夜間頻尿診療指導手冊　第2版》製作委員長
國立長壽醫療研究中心泌尿器官外科部長

吉田正貴

# 諮詢醫師群

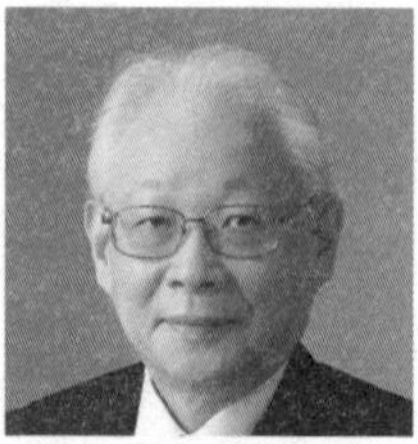

國立長壽醫療研究中心泌尿器官外科部長

## 吉田正貴

國立長壽醫療中心副院長、日本排尿機能學會決策委員。擔任《夜間頻尿診療指導手冊　第２版》之製作委員長。

回答Q&A　1～8、10～19、21、59、60、94、97～103

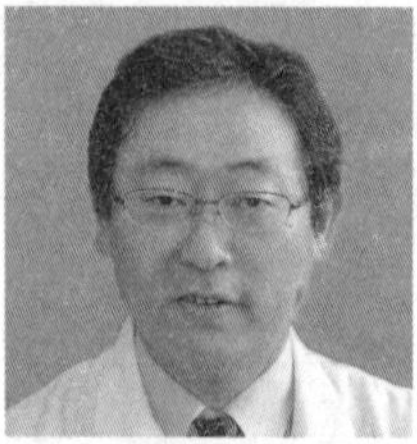

宮津武田醫院院長

## 曾根淳史

日本排尿機能學會決策委員、日本泌尿器官科學會指導醫師。長年針對夜間頻尿患者使用彈性襪等行動療法進行臨床研究。

回答Q&A　22～35、37、38、45

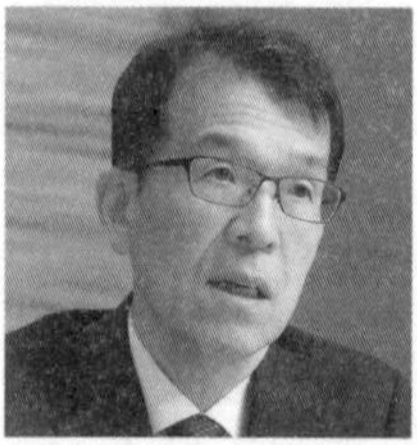

福井大學醫學部
器官控制醫學泌尿器官科學講座教授

## 横山 修

日本排尿機能學會理事、日本泌尿器官科學會指導醫師。擔任《夜間頻尿診療指導手冊　第２版》之製作委員。

回答Q&A　40～44、46～48、53～56、83～89

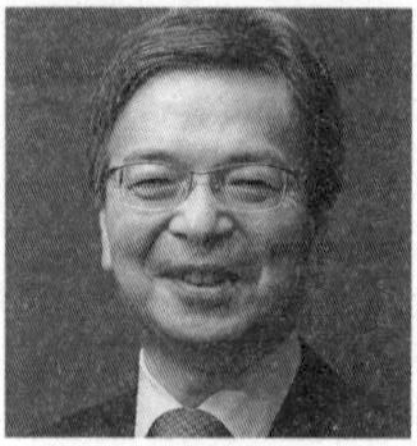

日本大學醫學部泌尿器官科學領域主任教授

## 高橋 悟

日本泌尿器官科學會理事、日本排尿機能學會事務局長。擔任《夜間頻尿診療指導手冊　第２版》之製作委員。

回答Q&A　20、63～71、74～78、80～82

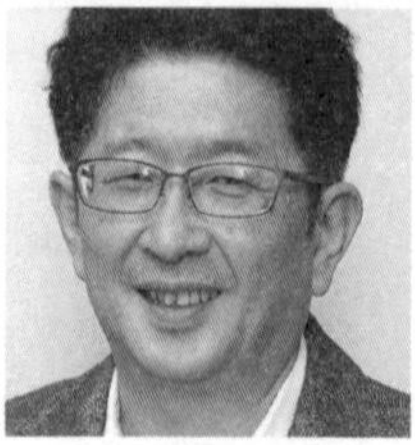

鹿兒島大學研究所醫齒學綜合研究科
心臟血管、高血壓內科學教授

## 大石 充

日本循環器官學會理事、日本高血壓學會理事。擔任《夜間頻尿診療指導手冊　第２版》之製作委員。

回答Q&A　49～52、90～92

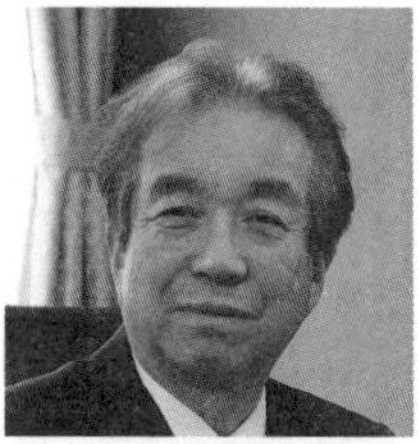

久留米大學校長

## 內村直尚

日本睡眠學會理事。擔任《夜間頻尿診療指導手冊　第2版》之製作委員。

回答Q&A　9、39、61、62、72、73、79、93、104

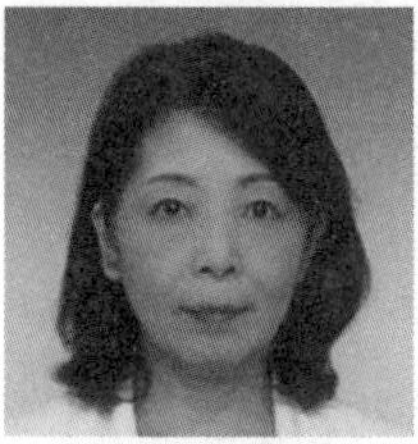

東京女子醫科大學東醫療中心
骨盤底機能重建診療部泌尿器官科教授

## 巴光

日本排尿機能學會理事、日本泌尿器官科學會指導醫師。

回答Q&A　57、58

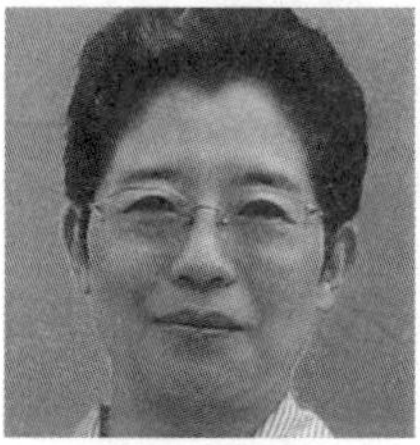

東京都健康長壽醫療中心研究所
自律神經機能研究

## 堀田晴美

日本自律神經學會理事，長年研究控制自律神經系統的方法。

回答Q&A　36

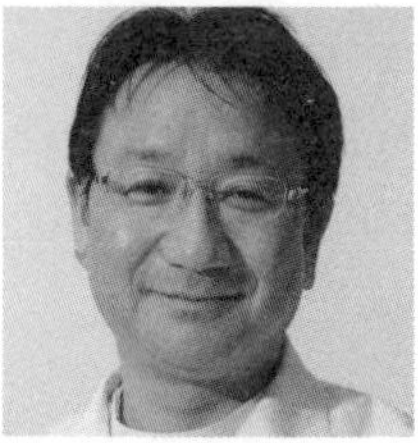

東京都健康長壽醫療中心
泌尿器官科部長

## 粕谷 豊

日本泌尿器官科學會指導醫師、日本老年泌尿器官科學會決策委員。

回答Q&A　36

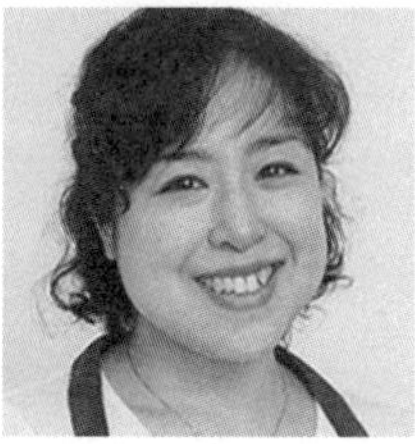

營養管理師、料理研究家

## 金丸繪里加

料理研究家、食品設計師。監修NHK電視台《今日健康》的食譜等。

回答Q&A　95、96

# 目錄



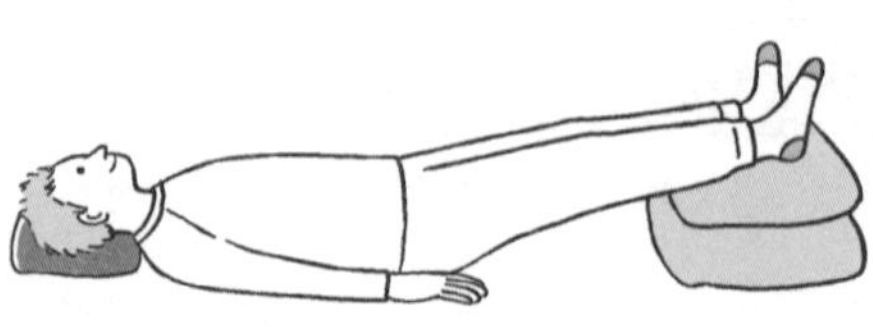

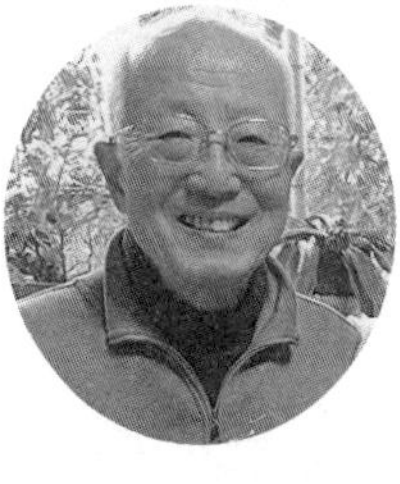

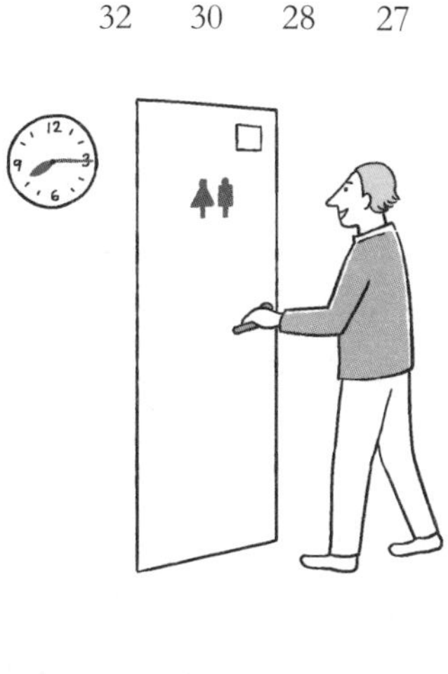

# 第1章

## QA「夜間上廁所」大概幾次算是生病？是否需要治療？除了次數以外還有很重要的事情。
~關於疾病、症狀的21個疑問~

## 第2章

## Q 真的能不去醫院就治好嗎？

## A 有些類型不必用藥，只要自我保養就能夠改善。

～關於自我保養的18個疑問～

# 第3章

## Q 為何半夜會起來上廁所？
## A 其實理由因人而異，原因五花八門。

~關於成因的23個疑問~

## 第4章

## 如果去了醫院，醫生會問什麼？

一定會問有沒有夜間頻尿以外的其他排尿相關困擾問題。

～關於診察、診斷的11個疑問～

# 第5章

## Q 我的夜間頻尿應該要如何醫治？
## A 如果原因和疾病有關，就要先治療那個疾病。

~關於治療的9個疑問~

# 第6章

## Q 其實是我平常吃的藥有問題，是真的嗎？

## A 其他疾病的治療藥物，有時會造成夜間頻尿問題。

～關於藥物的11個疑問～

# 第7章

## Q A 建議洗澡的時間？不要在睡前才洗，建議傍晚就洗。

～關於日常生活的11個疑問～

# 「夜間頻尿」的自我檢查表

晚上要起來上廁所真痛苦。你現在馬上應該要做的，到底是進行能產生效果的自我保養，還是趕快去醫院？這張檢查表能讓你輕鬆了解應該採取的對策。

**START**

除了晚上起來上廁所以外，還有下列其他症狀嗎？

◎有血尿
◎下腹部或泌尿器官有疼痛或不適感

否 → 早上起床以後到上床睡覺以前，去了廁所8次以上？
是 → 你的夜間頻尿問題需要請醫師診斷。

早上起床以後到上床睡覺以前，去了廁所8次以上？

否 → 你的夜間頻尿問題需要請醫師診斷。
是 → 一天會喝下1.5L以上的水分（包含茶和酒，不含餐點中的水分）嗎？

一天會喝下1.5L以上的水分（包含茶和酒，不含餐點中的水分）嗎？

否 → 你的夜間頻尿問題需要請醫師診斷。
是 → 可能是攝取太多水分。

**可能是攝取太多水分。**

請減量到「**體重×20～25ml**」之後觀察狀況。（詳細見**P101**）

**你的夜間頻尿問題需要請醫師診斷。**

建議您前往醫院泌尿科接受診療。

符合以下何種狀況？

◎晚上起來上廁所3次以上，每次排出的量與白天差不多。
◎接近傍晚的時候小腿一帶會水腫，晚上會排尿，到了白天的時候水腫便消失了。
◎寫排尿日記以後發現是「夜間多尿」（詳細見**P58～64**）

是 → 

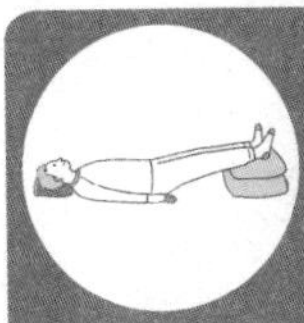

你的夜間頻尿
只要懂得
「自我保養」
就會有成效！

務必請您嘗試做**P20～27**的自我保養方法。（推薦的理由請見**P66～67**）

否 ↓

每週會出現一次完全無法忍耐的強烈尿意嗎？

是 → 

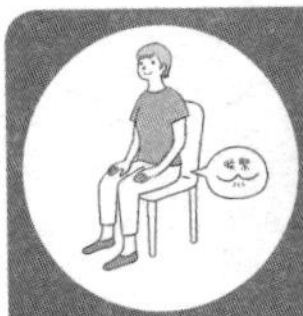

你的夜間頻尿
只要懂得
「自我保養」
就會有成效！

還請嘗試**P28～32**的自我保養方法。（推薦的理由請見**P86～89**）

否

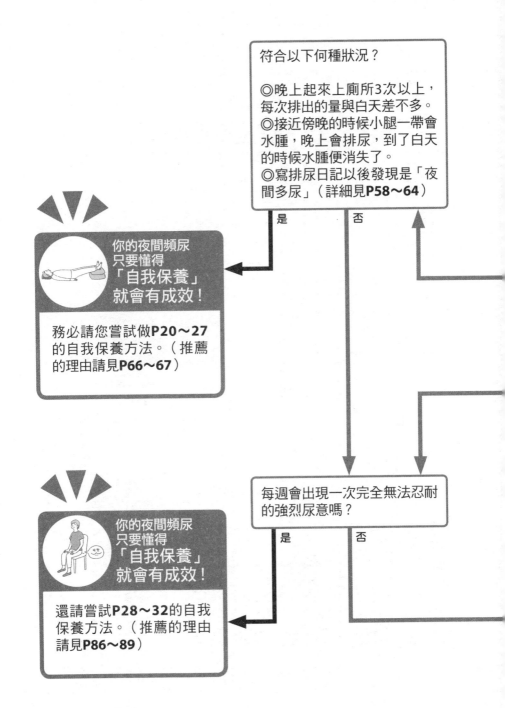

實際嘗試過後！

# 靠自我保養改善夜間頻尿的歡喜之聲！

原先晚上要起來上廁所
3～4次，
從實踐自我保養的第一天起，
就減少到1～2次了！
沒想到會這麼快就有效果，
真是令人驚訝。

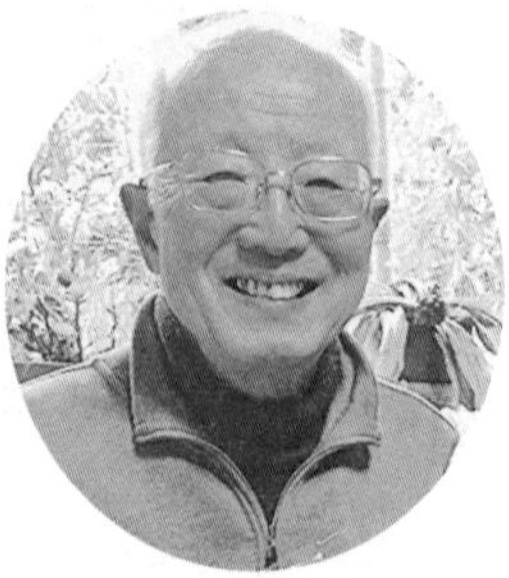

石川縣・端河潔先生
（81歲）

這個自我保養只需要
躺在沙發上就好了，
就連81歲的我都能輕鬆辦到，
而且也能持續下去！

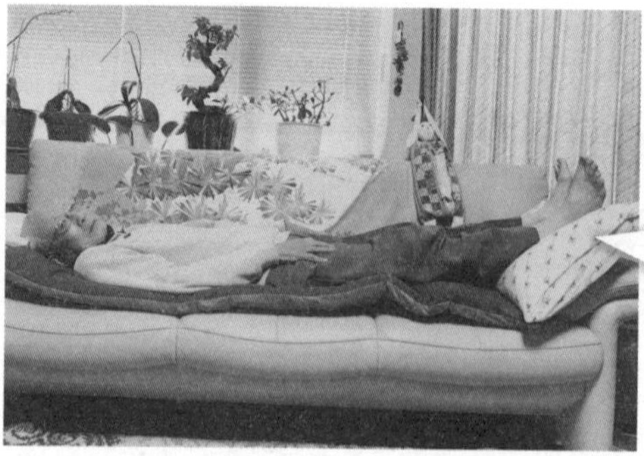

P33～35會詳細介紹端河先生的改善小故事。

夜間頻尿專業治療醫師也相當有自信地向大家推薦！

# 無需藥物、無需醫師！讓你不再晚上起來上廁所的簡易自我保養

夜間頻尿問題，有不需要使用藥物、副作用很少的改善方法。在 P16 ～ 17 的檢查表當中如果得到的結果是「自我保養會有成效」，還請務必嘗試下頁起介紹的自我保養方法。這是由專業醫師指導患者在家裡進行的保養方法，能夠相當有自信地推薦給大家！

讓你不再
晚上起來上廁所
簡單自我保養❶

# 傍晚抬腿

這個自我保養是讓你能夠將白天累積在下半身的水分，在睡覺以前就化為尿液排出。

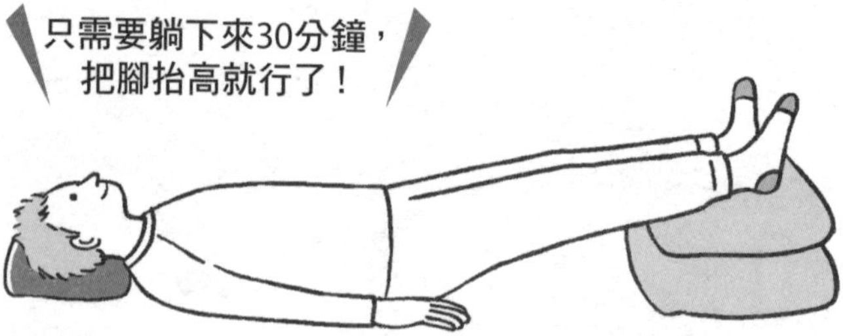


**1** 傍晚的時候在腳下放抱枕之類比較柔軟的東西。腳抬起來的高度，維持在躺30分鐘也不會覺得腰部有負擔的程度即可。

**2** 維持這個姿勢30分鐘。為了避免晚上睡不著，在抬腿的時候請不要睡著。

※腰部、股關節或膝蓋會疼痛的人，請盡量調整高度和時間，進行此保養的時候不要太過勉強自己。

監修◎宮津武田醫院院長　曾根淳史醫師

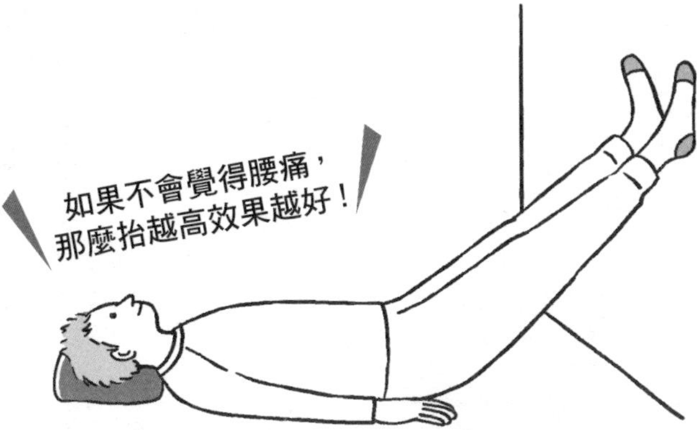
如果不會覺得腰痛，
那麼抬越高效果越好！

如果把腳抬很高也不會疼痛的話，那麼抬得越高，讓水分回流的效果會更好，可以將腳抬高到不會過於勉強的高度，然後執行步驟2。

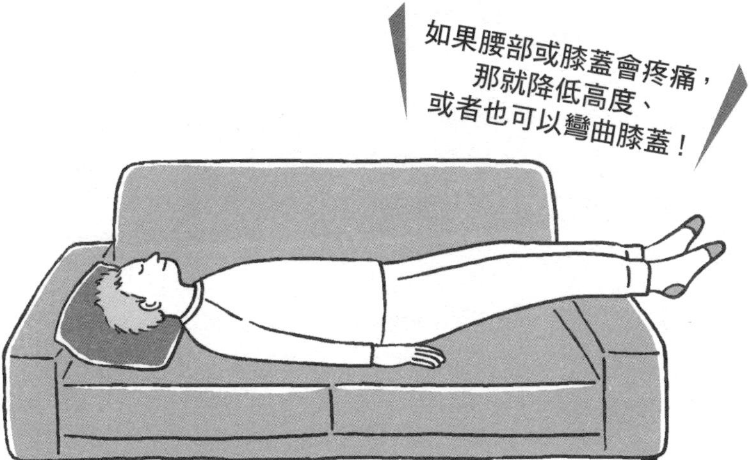
如果腰部或膝蓋會疼痛，
那就降低高度、
或者也可以彎曲膝蓋！

如果抬高腳會讓腰部、膝蓋或者股關節等處感到疼痛，那可以只抬個10公分左右的高度、或者彎曲膝蓋等，以身體不會感到疼痛的姿勢進行，然後執行步驟2。

「傍晚抬腿」的詳細説明請閱讀Q24。

## 讓你不再晚上起來上廁所簡單自我保養❷

# 彈性襪

為了不讓水分堆積在下半身，需要束縛力道比較強的彈性襪。

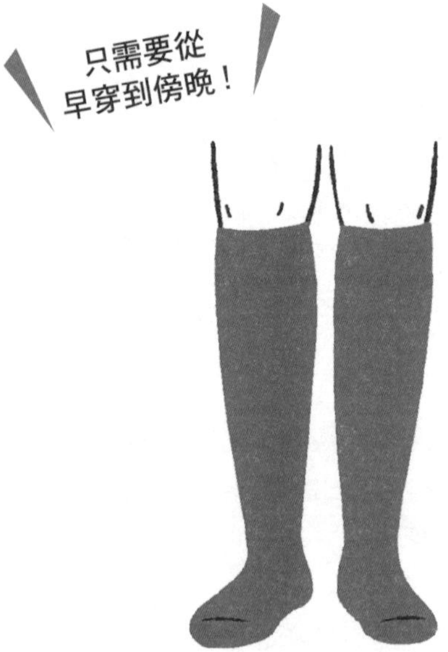


**1** 在醫院或藥妝店購買彈性襪（→Q28），早上起床以後立刻穿上。要穿彈性襪的時候，可以先把手伸到襪子裡，抓住腳踝的部分拉出來，翻過來以後就很好穿了。

**2** 可以的話就一直穿到傍晚。如果晚上還繼續穿著，反而可能對血液循環有不良影響，因此傍晚就可以脫下來了。

※若由於彈性襪的壓力過大而感受到疼痛，請不要過於勉強，可以選擇尺寸較大的襪子，或者縮短穿著的時間。

※如果由於水腫而有些發燙、或者左右腳水腫的幅度差很多的話，請務必向醫師諮詢。另外，若有糖尿病等疾病的人也必須多加留心，請先找您原本的主治醫師商量。

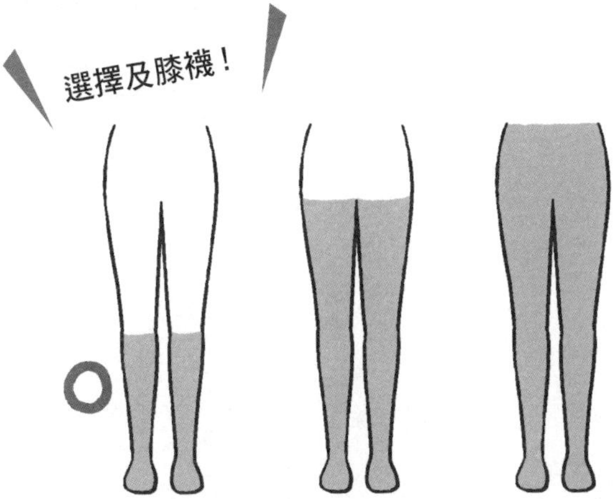
選擇及膝襪！

彈性襪有區分為褲型（右）、褲襪型（中間）等，種類繁多，夜間頻尿的對策建議使用的是長度及膝、束縛面積比較小的及膝襪（左）。另外，請選擇腳尖處一樣有壓力的襪子。

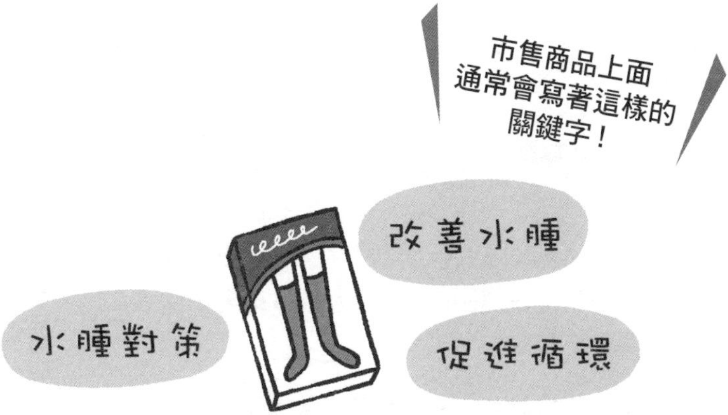
市售商品上面
通常會寫著這樣的
關鍵字！
改善水腫
水腫對策
促進循環

藥妝店有販賣許多標榜美容的彈性襪，若是為了夜間頻尿，建議選擇那些包裝上寫著「水腫對策」、「促進循環」等字樣的商品。另外，若為市售商品，請務必詳細閱讀商品上書寫的注意事項之後再行使用。

「彈性襪」更詳細的說明請閱讀Q27。

# 左右搖擺體操

這個體操是藉由運動肌肉改善下半身的血液循環，讓尿液能夠在白天的時候比較容易排出。

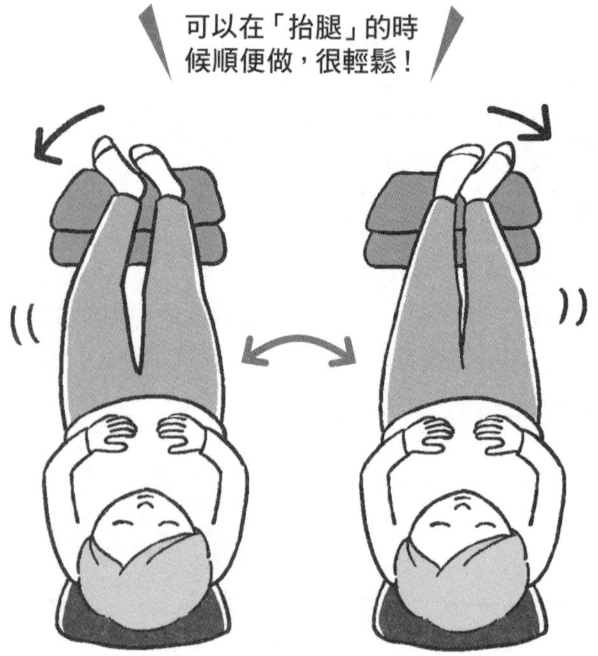
可以在「抬腿」的時候順便做，很輕鬆！

**1** 在「傍晚抬腿」（→P20）的時候，讓腳尖左右擺盪約1分鐘左右。在抬腿的30分鐘內多做幾次，效果會更好。

**2** 腳尖的挪動方式不一定要是左右，也可以往前伸再拉回、彎曲都可以。

※只做「傍晚抬腿」也會有效果，因此進行的時候請不要過於勉強。

※如果腰部、膝蓋、股關節等處感到疼痛，請立即停止。

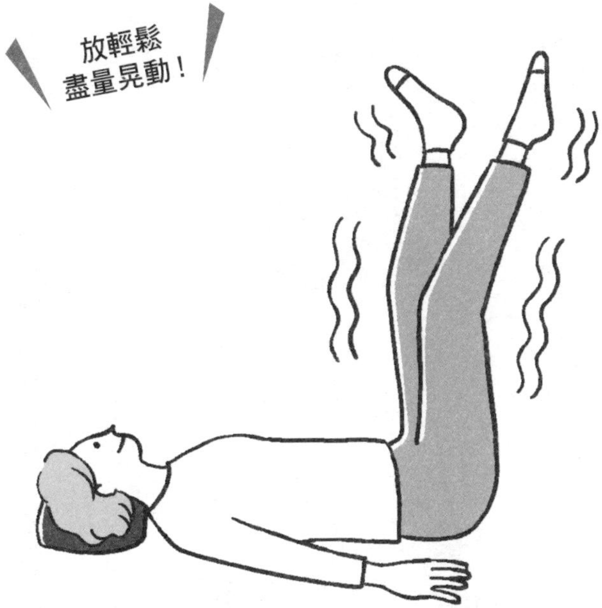


**1** 躺下來以後將兩腳舉起，盡可能放鬆，搖擺雙腿晃動10秒鐘左右。如果沒辦法兩腳一起晃，那就分開做。

**2** 在不要過於勉強的範圍內，重複做2～3次。也很推薦在「傍晚抬腿」（→P20）的最後做這個動作。

※由於這是對身體負擔較大的動作，請絕對不要勉強自己。

※如果腰部、膝蓋、股關節等處感到疼痛，請立即停止。

「左右搖擺體操」更詳細的說明請閱讀Q33。

# 傍晚散步

這個自我保養方式是靠著走路，能讓堆積在下半身的水分回到血管裡，就可以在睡覺前成為尿液排出。

重點是傍晚去走，
而不是早上！

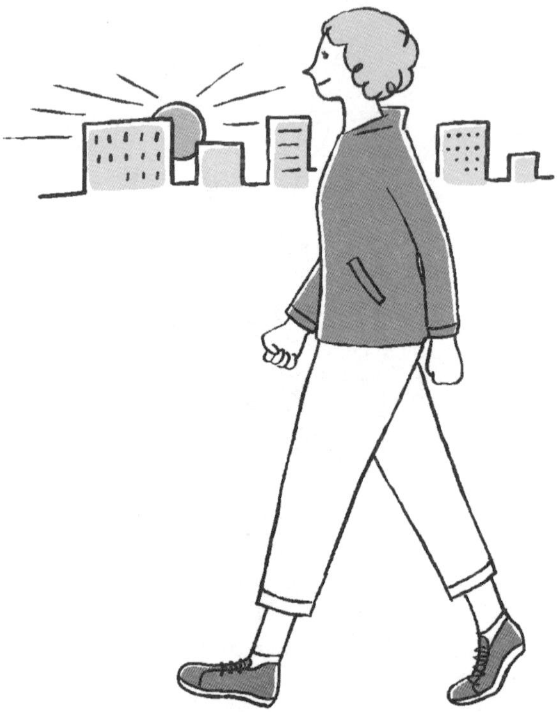

**1** 在傍晚去散步大約30分鐘左右。

**2** 可以跨出比平常稍微大一些的步伐，只要留心大步行走，小腿肚的肌肉動作就會比較活潑，對於促進循環非常有效。

※如果是高齡人士或者膝蓋比較不方便的人，請以不會過於勉強的步伐行走。

※也可以穿著彈性襪走。

「傍晚散步」更詳細的說明請閱讀Q33。

# 桌邊深蹲

這種運動可以藉由運用下半身肌肉，讓堆積的水分比較容易回到血管。

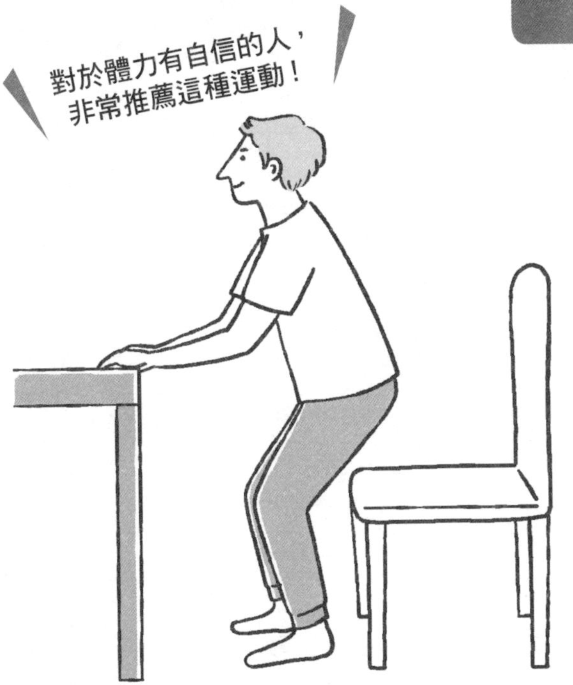


1 將兩腳打開與肩同寬，把手放在桌子上，花3秒鐘的時間慢慢將腰部壓低。

2 腰部要低到屁股大略可以碰到椅子的程度，再以3秒鐘的時間慢慢回到原處。如果覺得相當辛苦，蹲下的時候可以稍微坐到椅子上。

3 重複步驟2 3的動作10次。

※請使用沒有附輪子、比較穩定的桌椅。

※如果腰部、膝蓋、股關節等處感到疼痛，請立即停止。

「桌邊深蹲」更詳細的說明請閱讀Q33。

# 骨盆底肌肉訓練

這種訓練可以鍛鍊鬆弛的肌肉，改善過動性膀胱的症狀。

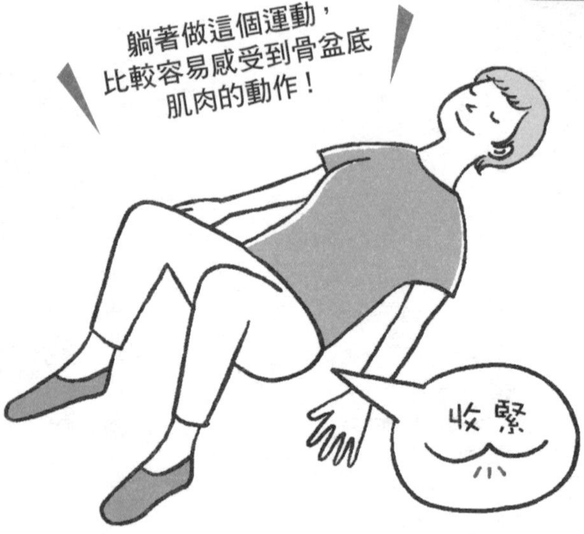
躺著做這個運動，
比較容易感受到骨盆底
肌肉的動作！
收緊

**1** 躺下來以後將雙腳打開與肩同寬，稍微將膝蓋立起，手放在身體兩側。身體放鬆不要用力。

**2** 想像是要憋住不能放屁的感覺，收緊肛門。女性會有收緊陰道和尿道的感覺；男性會有收緊陰莖根部往上拉的感覺。

**3** 就這樣拉著肌肉，數10秒以後放鬆。

**4** 重複步驟**2** **3**共10次。

※注意事項請瀏覽左頁。

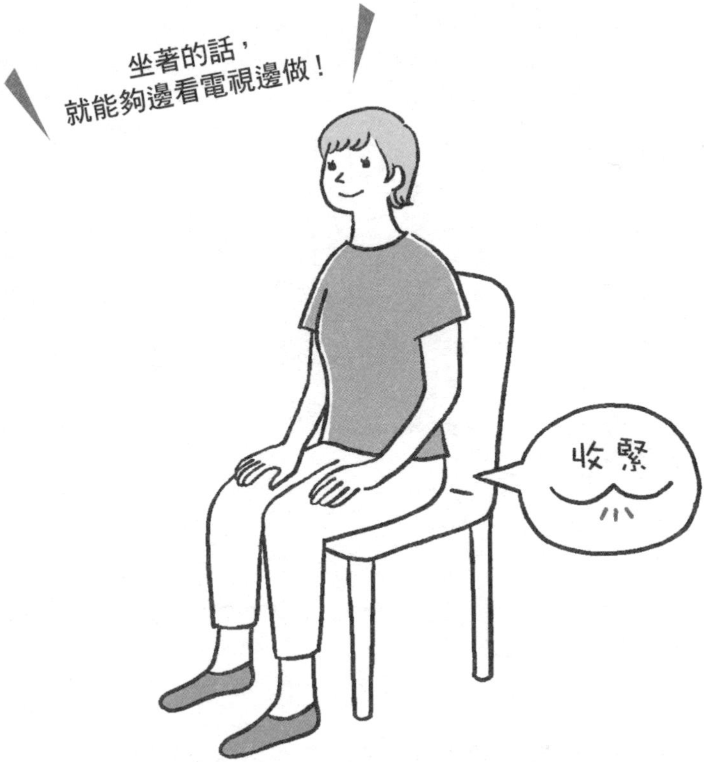


**1** 坐在椅子上，雙腳與肩同寬，背部打直。

**2** 身體放鬆不要用力，重複右頁的步驟2、3動作共10次。

※建議一開始要特別去留意收緊的位置，專注於收緊然後放鬆肌肉，將動作練習到正確。

※習慣做這個動作以後，請將每天的目標訂在步驟4要做6次以上。

※如果使用椅子，請使用沒有附輪子、比較穩定的椅子。

「骨盆底肌肉訓練」更詳細的說明請閱讀Q35。

# 排尿訓練

由於過動性膀胱的儲存量已經減少，這個自我保養能夠增加膀胱儲存的尿量。

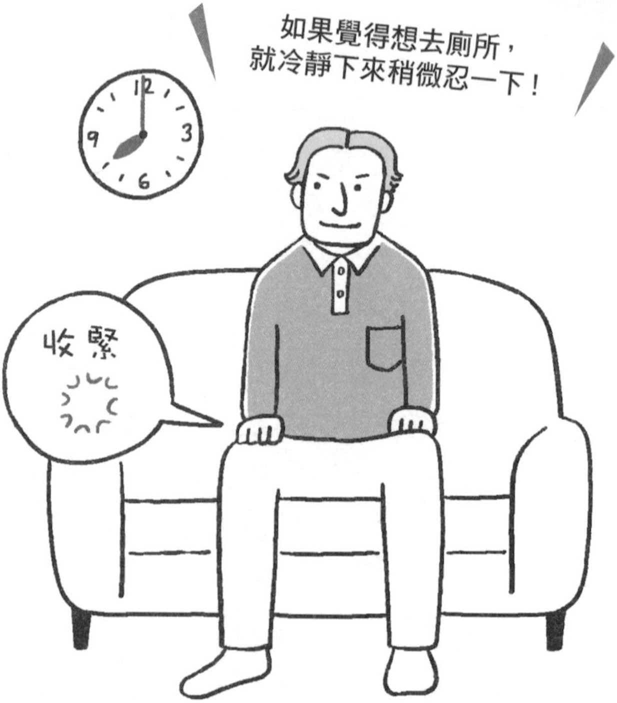
如果覺得想去廁所，
就冷靜下來稍微忍一下！
收緊

**1** 如果感受到尿意，也不要馬上去洗手間。在最初的3分鐘請先冷靜地坐在椅子上，收緊尿道忍耐一下。

**2** 如果再怎麼忍都沒辦法了，那就不要勉強，快去廁所吧。為了隨時都能夠前往廁所，這個訓練最好是在家裡做。

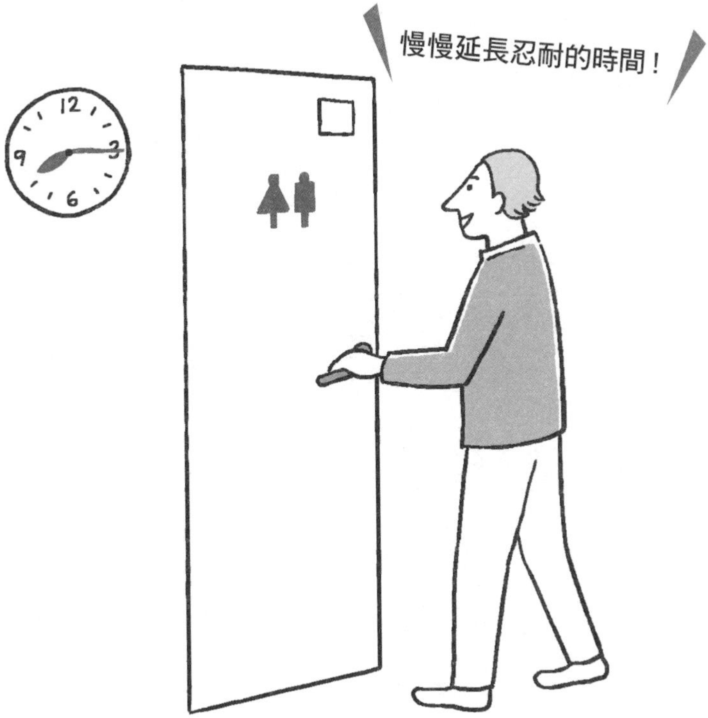


**3** 過了3分鐘以後再去廁所。習慣之後就拉長為5分鐘、10分鐘、15分鐘……慢慢加長忍耐的時間。

**4** 等到能夠忍耐尿意60～90分鐘左右以後，就可以相當有自信地安心過著日常生活。每天搭配「骨盆底肌肉訓練」（→P28～29）執行會效果更好。

※晚上睡覺的時候請不要執行，要在白天進行此訓練。

※若有膀胱炎、攝護腺肥大等嚴重排尿障礙疾病者，請不要做此訓練。

「排尿深蹲」更詳細的說明請閱讀Q35。

# 會陰摩擦

此自我保養是藉由控制自律神經，來延緩活動性膀胱的症狀

在睡前一分鐘，用手指輕輕做一下就好！

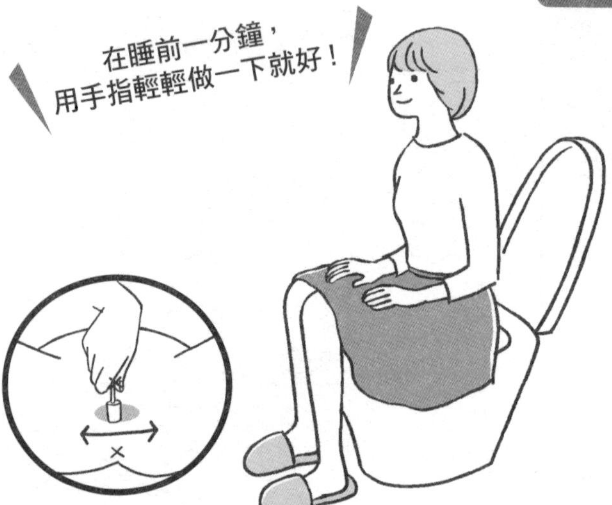

也可以使用市售的按摩滾輪來取代手指！

×← 生殖器官

肛門 →×

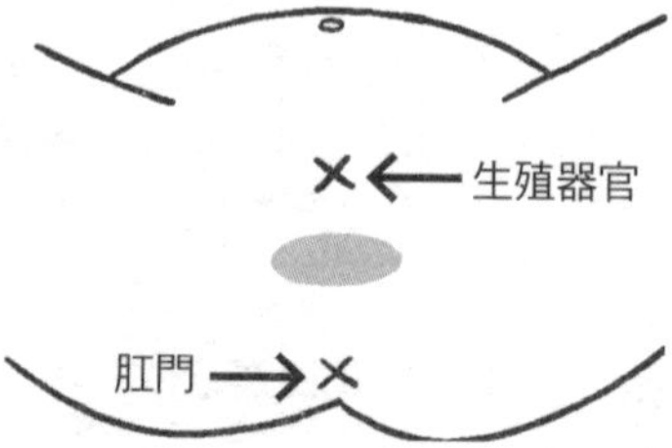

**1** 在洗手間之類的地方，以手指左右摩擦生殖器官與肛門之間（插圖上的灰色位置，約3cm）。

**2** 大概是一個方向3秒鐘左右的速度，手指能夠撫摸到的輕柔力道即可，往返10次。

※每天請做至少1次。
※用力做會造成反效果，要多加留心。

「會陰摩擦」更詳細的説明請閱讀Q33。

監修◎東京都健康長壽醫療中心研究所自律神經機能研究
堀田晴美研究部長、該中心泌尿器官科　粕谷豐醫師

# 「原本晚上都會起床3～4次，光靠著『抬腿』就能減為1～2次」

端河潔先生（81歲）

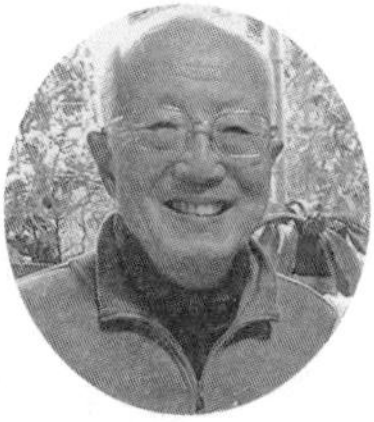

端河潔先生從幾年前開始，就慢慢地變成晚上要起來上廁所三至四次。當時並沒有特別嚴重的排尿問題，但他表示：**「老是要半夜爬起來是滿煩的，不過我想說就是年紀大了，應該沒辦法吧。」**

而在當時，他看到了夜間頻尿特集的電視節目，才覺得「或許我是這種情況」。雖然並沒有小腿肚水腫這類自覺症狀，不過老是會半夜起床，所以他馬上嘗試看看電視節目裡介紹的自我保養方式。節目當中有介紹「彈性襪」，由於妻子也建議「就先試試看這個吧！」因此試著穿妻子的絲襪。

但因為實在過於緊繃，半天就放棄了。

接下來挑戰的是**「傍晚抬腿」**。一開始是躺在地板上，試著把腳抬到高約四十公分的沙發上，但背部過於疼痛只好放棄。

之後又嘗試躺在沙發上，把腳放到沙發的扶手，覺得高度好像太低了，又在扶手上放了抱枕，把高度調整到大約三十公分左右。並且維持該姿勢四十五分鐘左右。

結果**沒想到原本晚上要起來三～四次，從那天起就減少為一～二次！**端河先生非常驚訝而相當高興：「居然這麼快就有效果。」

之後他開始研究哪種方法對於自己來說最有效、哪個時間效果做比較好等等，嘗試在不同的時間抬腳。結果發現「下午三點左右沒什麼效果，下午四點以後的效果比較好」。

「雖然還沒有辦法晚上完全不起床，但是次數減少就讓我覺得輕鬆很多。**最重要的還是這個「抬腿」做起來很輕鬆真是太好了。只要躺在沙發上，腰也不會痛、抬腿的時候也可以進行冥想、放鬆身體，完全是一石二鳥！」**顯然他在抬腿中也盡可能讓自己感到舒適。

## 適合自己的自我保養最重要！

端河先生從開始抬腿的那天，去廁所的次數就減少了，因此他也心想：「有效果的或許不只抬腿，以前曾經做過一段時間的『騎腳踏車』自我保養或許也會有效果。」

其實端河先生會對於自我保養如此積極，是由於約十八年前被發現攝護腺肥大的時候，曾經有使用藥物及自我保養進行治療的經驗。

當時的端河先生感受到「排尿似乎沒什麼力道」而開始意識到要留心自己的健康，因此會走路到附近買東西、每天騎三十分鐘的腳踏車等等，嘗試各種自我保養的方法。執行之下果然有成效，為他治療的醫師告知「已經不用再來醫院了，也可以不用吃藥」。

同時從三年前起，為了改善偏高的血糖值，他也每天執行三十次在電視上看到的「踮腳」運動，結果成功大幅降低了血糖值！

或許正因為他有各種以自我保養方式改善身體不適的經驗，因此在抬腿這個保養上，也能夠嘗試各種方法來找出最適合自己的型態。

另外端河先生還說「想在餐飲上下功夫，以完全不起床作為最終目標」；並表示「**我認為改善的訣竅，就是像我這樣嘗試搭配自己能夠做的各種方法，然後找出最適合自己的**」，這正是自我保養最重要的一點。

# 第 1 章

## 關於疾病・症狀的21個疑問

Q

# 「夜間上廁所」大概幾次算是生病？

A

**是否需要治療？**
**除了次數以外還有很重要的事情。**

# Q1 睡覺時，起來上幾次廁所算是生病？

A 只要起來超過一次，就可以算是「夜間頻尿」，不過如果六十幾歲的話大概是一次、七十幾歲大概兩次左右，都還算是一般的範圍。

明明想要一覺到天亮，結果半夜卻得爬起來上廁所。有許多銀髮族長輩們抱持著這類煩惱。睡覺的時候如果起來上廁所超過一次，就稱為「夜間頻尿」，年齡越大，半夜得起床去洗手間的人數比例也越高。

不過年過六十以後，大概有七～八成的人都會起來上一次廁所（請參考左頁上方的表格），因此所謂的「夜間頻尿」，大概是「六十多歲一次」、「七十多歲兩次」左右，都還算是一般人的範圍內。

**如果次數增加到三次、四次，那麼這樣就會造成睡眠不足、白天也感到非常困倦，因此感到困擾的話，那麼就必須要進行治療了。**順帶一提，一個晚上起來三次以上的人，在七十幾歲年齡層中占了大約兩到三成（參照左頁表格）。另外，治療也有各種不同的方式，最重要的就是選擇適當的方法（↓Q15）。

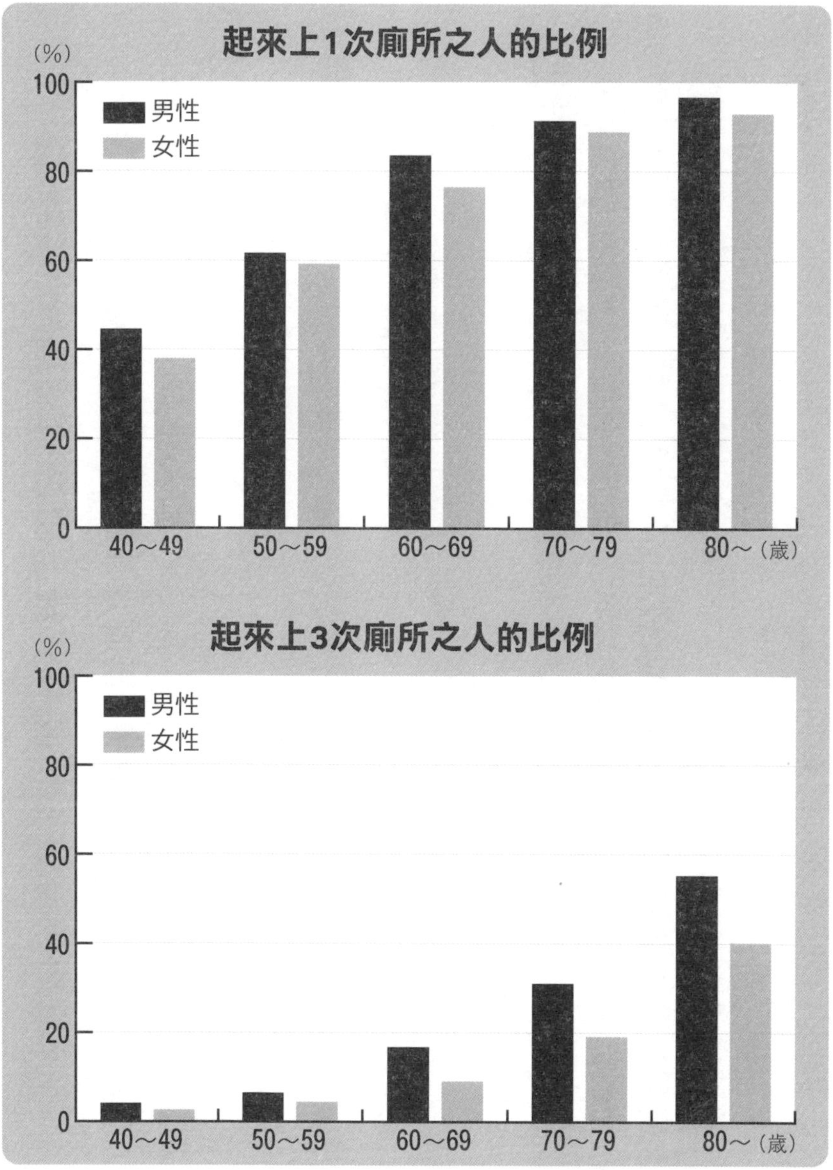


年過50以後，男女都有半數以上會在睡眠中起來上1次廁所（上方表格）。由於夜間頻尿而感到困擾，起床次數在「3次以上」的情況，年過70的男性約有三成、女性約為兩成。年過80以後男性約為五成、女性約四成（下方表格）。

資料來源◎本間之夫等人撰寫的《日本排尿機能學會誌》（2003）

## Q2 晚上起來上廁所是因為「上了年紀」，沒辦法改善？

**A 不，大多數情況都是可以改善的，不需要放棄。**

雖然晚上起來上廁所真的很討厭，但反正去了醫院也只會聽到「由於您的年紀……」這種答案。是不是有很多人因為這樣而放棄治療呢？

確實上了年紀以後，就會因為排尿相關的荷爾蒙分泌減少、肌肉衰退等問題，而使人容易半夜起來上廁所，因此夜間頻尿的確可以說是老化現象之一，然而並不需要就此放棄。夜間頻尿的原因五花八門，大多數情況都能靠著自我保養、調整生活習慣或以藥物來減緩症狀。

**如果「因為上了年紀，這也沒辦法」就放任夜間頻尿狀況不加以改善，會引發慢性睡眠不足，甚至造成重大意外等，嚴重影響日常生活。另外，若晚上要去廁所好幾次，也會增加摔倒的可能性。**

請不要因為年紀大了就放棄，最重要的就是弄清楚自己夜間頻尿的原因，採取適當對策。

# Q 3 除了晚上以外，白天也經常想上廁所……？

## A 原因可能不是疾病，而是「水喝太多」。

雖然晚上起床上廁所非常困擾，不過有些人是連白天也一直跑廁所。早上起床以後到晚上睡覺為止去上了八次以上的廁所，而晚上還會半夜起床去一次廁所的人，可以說同時是有「日間頻尿」和「夜間頻尿」問題。這種情況可能是「尿量甚多」引發的日夜頻尿，然而尿量變多並非特殊疾病造成的，**其實通常只是「水喝太多」。尤其是有許多銀髮族為求血液清澈，會喝下過量的水。**每個人一天所需的水分有個大概的量（↓Q44），還請留心適量飲用。

另外，糖尿病患者由於容易感到喉嚨乾渴，也很容易「喝太多水」，因此造成日夜頻尿。這種情況最重要的是控制血糖值。不過，若是除了白天晚上的頻尿問題以外，還會有突然就想去上廁所、排尿不順利等其他排尿煩惱的話，那就有可能是過動性膀胱或者攝護腺肥大等疾病。

Q 4

## 每次上廁所，都只排出一點點尿液……？

A 這可能是尿液無法儲存於膀胱，所以造成夜間頻尿。

在苦於夜間頻尿的人當中，有些人就算晚上起來上廁所，也只排出少量尿液。這種情況就有可能是儲存在膀胱中的尿量減少了。

腎臟製造的尿液會先儲存在膀胱當中。由於膀胱是肌肉形成的，若是老化造成肌肉失去彈性，那麼膀胱可能就無法擴張。**結果造成能夠儲存在膀胱當中的尿液量減少，因此很容易就感受到尿意。另外，有時候「活動性膀胱」或者「攝護腺肥大」等疾病也可能引發這類症狀。**

而且若是去廁所也沒辦法排出很多尿液，那麼也可能不是因為有尿意而醒過來，其實是沒有睡熟所以醒了過來，卻誤以為自己是有尿意而醒來。這種情況下，「淺眠」才是半夜起床上廁所的原因，要採取的是改善睡眠的對策。

## Q5 很煩惱排尿不順的問題……？

A 很可能已經罹患了「攝護腺肥大」這種疾病。

在苦於夜間頻尿的銀髮族男性當中，也有些人困擾於**其他症狀如「排尿不順」、「無論日夜都會突然想去廁所」、「會漏尿」**等。

這種情況很可能是「攝護腺肥大」。攝護腺位於膀胱的出口附近，結構上是尿道從中間通過。若是攝護腺腫大，尿道就會遭受壓迫，因此容易發生許多與排尿相關的問題。

所有男性到了四十至五十歲前後，都會慢慢產生攝護腺腫大的問題。這是非常自然的老化現象，然而症狀出現的方式和程度因人而異，因此**如果有本節開頭所提出的那些症狀，建議您前往醫療機關進行診治。**

攝護腺肥大一般會使用藥物治療，但若治療效果不夠好、又或者是症狀相當嚴重的話，可能會進行手術。銀髮族男性在接受治療以後大多能夠改善其排尿相關的困擾。

## Q 6 白天有時候會忽然感覺到尿意……？

A 很可能是「過動性膀胱」引發的。

晚上要爬起來上廁所已經夠痛苦了，但是**如果還有「忽然感受到無法忍受的猛烈尿意」、「白天也一直跑廁所」、「會漏尿」等症狀，那就有可能是罹患了名為「過動性膀胱」的疾病。**

「過動性膀胱」是不分男女，年過四十以後就有可能出現的疾病，尤其在年齡增長以後，發生的可能性越高。原因是與排尿相關的肌肉變得虛弱、膀胱失去了彈性，因此無法充分儲存尿液，但只要靠著自我保養和調整生活習慣，也可以改善這些症狀。在P16～17的檢查表上若是得到「還請嘗試P28～32的自我保養方法」結果，請務必從今天起就嘗試自我保養。

另外，男性還可能因為「攝護腺肥大」而刺激膀胱，引發過動性膀胱。這種情況下主要會使用藥物治療，請盡早前往醫療機關診治。

# Q7 原本很正常，但會突然出現強烈尿意，非上廁所不可？

A 很可能是「膀胱炎」等疾病，請前往泌尿科診療。

如果先前都很正常，卻「忽然出現強烈尿意，必須上廁所」的話，很可能是已經罹患了需要專業醫師治療的疾病。

**首先最有可能的，就是膀胱炎或者攝護腺炎等發炎性疾病。這類情況必須要採用抗生素治療。**另外，有時夜間頻尿也可能是「攝護腺肥大」正在惡化的訊號。若是攝護腺腫大，就算去上了廁所，也無法將儲存於膀胱內的尿液排乾淨，而會留下殘尿。若是殘尿太多又會使症狀更加惡化。並且膀胱內有殘尿的情況下，能夠儲存在膀胱內的尿量又會更少、也就更常跑廁所，如果這些狀況在晚上發生，就會形成夜間頻尿。

另外**帕金森氏症等與神經系統相關的疾病，也可能會導致突發性的夜間頻尿症狀。**無論如何，若是忽然出現強烈尿意，必須立刻上廁所，那就要多加留心。還請不要遲疑，儘早前往醫療機關接受診療才是。

# Q 8 只要晚上喝酒，半夜就變得很容易起來上廁所……？

**A** 「酒」和「下酒菜的鹽分」都會增加尿量。

想來應該有很多人在晚上喝了酒以後，就很容易半夜爬起來上廁所。這並不單純是因為攝取的水量增加了，而是由於「一邊配下酒菜一邊喝酒」這個行為，造成了容易上廁所的雙重原因。由於酒精有利尿作用，因此喝酒以後，會製造出比酒量還要多的尿量。同時下酒菜通常鹽分較多，因此會攝取過量鹽分，身體為了要將這些多餘的鹽分以尿液的方式排出，也會增加尿量。**也就是說，同時有兩種增加尿量的原因，而且這些機制會在睡著以後才開始發生，因此半夜起來上廁所的次數也會變多。**

如果因為夜間頻尿而感到困擾，那麼建議晚上飲酒要適量，若實在無法不喝的話，那麼就盡可能留心要減少飲酒量、並且多費點心思在小菜必須減鹽這方面。另外，**晚酌最理想是在睡前四至五小時就結束，如果沒辦法提前到這麼早，那也請盡可能記得「要盡量早些喝完」。**

## Q9 因為爬起來上廁所，所以白天很想睡也是沒辦法的事……？

**A** 請不要勉強，建議您可以在下午稍早的時間午睡個十五至三十分鐘。

夜間頻尿當中最令人感到困擾的或許就是「白天想睡覺」吧。由於晚上爬起來上廁所，結果睡眠不足，導致白天也非常想睡覺，這種時候千萬不要勉強撐著身體，建議還是「午睡」一下。

不過，傍晚以後才午睡的話，睡意會完全消失，這樣到就寢時間前都無法累積睡意，反而可能造成晚上睡不著、或者睡眠很淺的情況。如此一來對夜間頻尿問題又是反效果，因此**請在午餐後到下午三點之間午睡。另外，睡太久的話起來以後反而會更加想睡、打亂睡眠節奏，因此重點就在於午睡時間要控制在十五至三十分鐘以內的短時間。**請不要躺到床上，建議可以在沙發上坐下來睡，這樣睡眠也不會太過深沉、能夠短暫地小睡一下。

還有，傍晚以後為了讓腦袋清醒而喝咖啡攝取咖啡因等行為，會因為利尿作用而增加尿量，這樣反而容易上廁所，因此不建議大家這麼做。

## Q 10

## 聽說夜間頻尿會提高「死亡率」是真的嗎？

A 是的。晚上起來上廁所很可能摔倒、以至於臥病在床等，產生此類間接影響，死亡率會提高到二倍。

一旦有夜間頻尿問題，晚上的睡眠會被打斷好幾次，導致慢性睡眠不足。因此在排尿問題當中，夜間頻尿甚至比漏尿、日間頻尿等問題都還要嚴重降低「ＱＯＬ（生活品質）」。但其實不單純如此，還有研究報告指出，夜間頻尿甚至與「死亡率」息息相關。

東北大學的研究團隊耗費五年時間，追蹤調查七百多名七十歲以上高齡者，發現**晚上起來上廁所次數在二次以上的人，其死亡率為一次以下之人的一．九八倍，而且次數越多、死亡率也會更高。**

如果晚上經常起來上廁所，原有的疾病可能惡化、去上廁所的時候摔倒結果在床上動彈不得等等，會導致全身狀態惡化，可能也因此間接影響了死亡率。另外，也有研究雖然尚未分析完詳細情況，但是指出夜間頻尿也有可能是提高死亡率之疾病的初期症狀。

比方說，夜間頻尿或許是睡眠呼吸中止症引發的症狀，而睡眠呼吸中止症本身據說就會提高腦中風

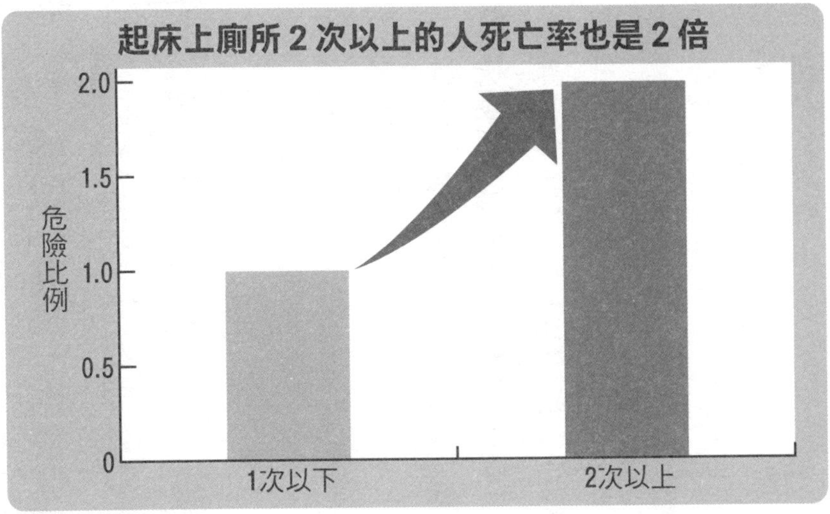
起床上廁所2次以上的人死亡率也是2倍
2.0
1.5
危險比例
1.0
0.5
0
1次以下
2次以上
調查居住在宮城縣的70歲以上共784人，發現夜間排尿次數為2次以上的人與1次以下的人相比，死亡率是1.98倍。

引用◎依據中川晴夫等人製圖，Impact of nocturia on bone fracture and mortality in older individuals：a Japanese longitudinal cohort study (2010)

或心肌梗塞等疾病的風險。夜間頻尿的背後可能隱藏著此類提高死亡率的疾病，而其初期症狀便是夜間頻尿。

另外還有研究結果也顯示，此情況下由於跌倒而骨折住院的風險也比一般人高了二・二倍。骨折會使人在床上動彈不得，對於高齡者來說這會嚴重影響到之後的生活。不要因為年齡問題，必須正視夜間頻尿問題、好好治療，才能夠延長建康壽命。

Q 11

## 據說「癌症」也會造成夜間頻尿？

A 是的，若有血尿等症狀，還請務必儘快前往醫院。

任何人到了一定的年齡，都有可能發生夜間頻尿、漏尿等排尿相關問題，但若認為這是單純的老化現象而輕忽，可能會非常危險。

**尤其是曾經發生過「血尿」的話，絕對不可以不加理會。若是「某天突然不感疼痛卻排出血尿」的話，很可能是「膀胱癌」或者「腎臟癌」。**除此之外，「攝護腺癌」若是惡化，也可能會有血尿。

雖然這裡說的是「血尿」，但並不一定明顯是血液的顏色。血液混在尿液當中，又經過了排尿之前所需要的時間，會變成茶褐色。另外，若是出血量少，也可能沒有什麼顏色變化。請每天好好觀察自己尿液的顏色，只要和平常的顏色不太一樣，就請立刻前往醫療機關求診。

還有，一大清早上廁所的時候，尿液可能會是相當深的黃色，這只是因為尿液比較濃而已，請不用擔心。

Q 12

## 除了年長者以外，年輕人也會夜間頻尿？

A 是的，年輕人很可能是罹患重大疾病，因此要多加留心。

夜間頻尿大多是隨著年齡增長而發生的，不過也可能出現在二十至四十歲的人身上。年輕人就算晚上起來上廁所，也可能馬上就又睡回去了，所以不覺得是太大的問題。但是年輕人並不常發生夜間頻尿，因此背後可能隱藏著更為重大的疾病，必須要多加留心。

若是年輕人發生夜間頻尿，**可能是與排尿相關的荷爾蒙異常導致，或者是由於腎臟功能衰退導致整天的尿量製造過多。另外，也可能潛藏著神經系統的疾病。**夜間頻尿有時是發現這類重大疾病的契機，因此年紀輕輕就對於晚上要起床上廁所一事感到煩惱的人，建議還是要前往專科醫師處求診。

當然，若是年輕但有睡前攝取大量水分的習慣，或者因為糖尿病而攝取過多水分的話，也很容易晚上不斷起來上廁所。另外，也有些人是和長輩一樣，由於淺眠所以晚上一直醒來，結果誤會自己是感受到尿意而醒來的。

## Q 13

## 請告訴我哪些是必須馬上去醫院的「危險性夜間頻尿」？

**A** 血尿、下腹部或泌尿器官有疼痛感的話，請立即前往醫療機關求診。

晚上必須起床好幾次去上廁所的排尿問題，確實是會因為年齡增長而發生，但絕對不能因為這屬於老化現象，就認為完全不需要擔心。除了夜間頻尿以外，如果發生「血尿」、「排尿時下腹部或者泌尿器官有疼痛或者不適感」這類和平常不太一樣的症狀，那就非常緊急了。

比方說**「下腹部或者泌尿器官有疼痛或者不適感」很可能是細菌性膀胱炎。**這種疾病大多是由於大腸菌侵入膀胱造成，通常出現在女性身上。另外，也很可能是攝護腺炎或者間質性膀胱炎這類疾病。**如果出現「血尿」的時候，則可能是膀胱癌、攝護腺癌、尿道結石等，**如果不予理會的話疾病可能會惡化，非常危險。

排尿問題有時候能夠讓人發現其他疾病，因此若發現前述症狀，請千萬別遲疑，立即前往泌尿科接受診療吧！

## Q 14 症狀大概到何種程度，就應該去醫院？

Ⓐ 最重要的，就是自己是否因為夜間頻尿而感到困擾。

有許多人年過六十以後就會在半夜去上廁所，有些人可能覺得「睡眠中起來上廁所一～二次好痛苦」，但也有人覺得「起床三次也沒什麼」。因此重點不在於起來的「次數」，而是「當事者是否感到困擾」。

有報告指出健康之人在六十歲以上也會起來上一次廁所、七十歲以上則為二次，因此若是這個程度，基本上來說不太需要擔心。但是，**畢竟這是每天都會發生的事情，只要當事者自己覺得有點痛苦，那最好就要前往醫療機關尋求協助。**這是因為只要有適當對策，就有極大可能改善長輩的夜間頻尿情況。另外，夜間頻尿有些成因，只需要靠自我保養就能夠改善。

另一方面，如果次數越來越多，就算本人覺得無所謂，也很可能會在白天打瞌睡、或者引發健康方面的問題。去太多次廁所也容易不小心跌倒，因此若次數增加到五、六次的話，最好還是前往醫療機關求診。

## Q 15 對於晚上起來上廁所感到非常困擾。一開始要怎麼做？

**A 請先以本書第16頁的「自我檢查表」確認情況。**

如果因為夜間頻尿而感到困擾，最重要的就是不要不予理會、必須採取對策，但是夜間頻尿的對策並不只一種。

有些人只要自我保養或者改善生活方式，就能夠減輕症狀；也有人得要去醫院拿藥治療；甚至有人其實有其他疾病，必須先治療成因的疾病等，情況實在是五花八門。本書上附有能夠先行了解自己應該如何處置的「夜間頻尿自我檢查表」（↓P16～17）。只需要一～二分鐘就能做完、非常簡單，還請務必做一下。

會這樣說，是**由於銀髮族的夜間頻尿，大多是「夜間尿量增加型」，而治療的主要方式並非用藥、是自己進行的自我保養。**本書開頭頁面介紹的是醫師在醫院也會教導給大家、效果相當顯著的自我保養方式，**若是符合這些情況的人，建議可以馬上進行。**

# Q 16 寫「排尿日記」，真的有幫助嗎？

A 是的，能夠頗為正確了解您的夜間頻尿原因。

雖然統稱為「夜間頻尿」，但其實成因五花八門，而不同因素的對策也相異。使用P16～17的「自我檢查表」能夠得知不同因素及其因應方式，不過**如果撰寫「排尿日記」就能夠了解更正確的原因，也會更容易採取對策。**所謂排尿日記，指的就是紀錄去廁所的時間、尿量等，如此可以了解是否頻尿、白天與晚上的尿量差異、每次平均排尿量等，能夠更加正確得知夜間頻尿的成因。

排尿日記原先是醫師用來診斷時的工具，如果先做一陣子紀錄，前去求診的時候能夠讓診療過程更加順利。另外，試著寫下排尿日記，也可能會明白根本不需要那麼擔心、又或者發現原先沒料到的疾病等。**不過，就像下一頁介紹的，就算不寫排尿日記，還是能夠推測出原因，**所以不知道該從何寫起的話，也不必勉強自己寫。

Q
# 17 排尿日記是非寫不可？

A 不！首先請比較「白天與晚上的尿量」還有「腿部的水腫程度」。這是能夠簡單分辨自我保養是否有效果的方法。

撰寫排尿日記對於判斷出夜間頻尿原因是非常重要的。話雖如此，每次去上廁所就要測量尿量然後紀錄下來，應該會有不少人覺得實在非常麻煩。銀髮族夜間頻尿大多數的原因在於「夜晚尿量增加」，要知道自己是否符合這種情況，**其實就算不寫排尿日記，也能夠大概推測出來。如果確定這就是問題所在，那麼使用P20～27的自我保養方式，就可以改善症狀。**

預測夜間尿量是否增加的方法實在非常簡單。以下介紹兩個推薦的方式，還請用來為自己檢查。

**①比較白天與晚上的「單次尿量」**

請試著比較白天去上廁所的時候一次尿液的量，與晚上一次尿液的量。不需要像寫排尿日記那樣還得拿量杯正確測量。晚上通常因為荷爾蒙的影響，尿量無法像白天那樣多，但若是晚上在上廁所的時候，發現與白天的量差不多甚至更多的話，那大概就是「夜晚尿量增加」的情況。

另一方面，晚上雖然去了好幾次廁所，但是「並沒有排出像白天那樣多的尿量」的人，就很有可能是其他原因造成夜間頻尿的症狀。

### ②比較白天與晚上的「腿部水腫程度」

由於老化而使夜間尿量增加、導致夜間頻尿的人，從傍晚到晚上的這段時間，小腿會有水腫的傾向。由於水分都堆積在那裡，到了半夜就會成為尿液排出，因此早上的時候水腫也會消失。

也就是說若發現「傍晚到晚上小腿前一帶水腫，半夜會起來上個兩三次廁所，而早上起來水腫就幾乎完全消失」這樣的循環，那麼就幾乎可以判斷是夜間尿量增加的類型。至於小腿有沒有水腫，也可以立刻自己檢查，還請馬上確認（↓Q23）。

Q 18

## 我想試著寫排尿日記。請指導我撰寫方式。

A 請影印本書最後的日記頁，紀錄去廁所的時間和尿量即可。請試著從一天做起。

在寫排尿日記之前需要準備的，是測量尿液的容器和本書最後的排尿日記影本。基本上只要每次去廁所的時候，就紀錄時間和尿量即可。

首先決定要寫日記的日子，**在那天起床後的第一泡尿（A）一直紀錄到第二天早上第一泡尿（B）。也別忘了紀錄起床時間和睡覺時間（C）。**如果有漏尿就做個○記號，也要紀錄是什麼樣的時機下漏尿（D）。另外，若是不會覺得太麻煩，也可以把喝下的水或者茶等東西都紀錄起來（E）、如果覺得自己身體有哪裡狀況和排尿有關，也可以紀錄下來（F），另外也把排尿合計次數和總量等數字填寫進去（G）。

理想來說排尿日記最好寫個三天，但就算沒有連續，只要有個兩天左右的紀錄，大概就可以了解排尿的模式。如果太過在意，反而可能會變得和平常的狀態不太一樣，因此可以輕鬆點，先紀錄個一天就好。

# 「排尿日記」填寫方式

5 月 1 日（土）

起床時間：早上・下午 6 點 30 分
就寢時間：早上・下午 11 點 30 分 ← Ⓒ

| | 時間 | 排尿量 | 漏尿（打○） | 筆記（水分攝取量等） | |
|---|---|---|---|---|---|
| Ⓐ → | 6 點50 分 | 220 ml | | 起床後 | |
| | 10 點10 分 | 110 ml | | 早餐後喝了2杯茶 | ← Ⓔ |
| | 11 點40 分 | ml | ○ | 打噴嚏 | ← Ⓓ |
| | 4 點20 分 | 200 ml | | | |

| | 第2天最初的排尿時間 | 排尿量 | 漏尿 | 筆記 |
|---|---|---|---|---|
| Ⓑ → | 6 點45 分 | 170 ml | | |

| | 排尿次數 | 排尿合計量 | 漏尿次數 |
|---|---|---|---|
| Ⓖ → | 9 回 | 1680 ml | 1 回 |

筆記 當天身體狀況感覺與排尿有關的事情

覺得尿尿的時候好像涓涓細流很虛弱 ← Ⓕ

## Q 19 寫排尿日記時使用的容器，要用什麼好？

**A 如果沒有量杯，也可以用寶特瓶製作。**

撰寫排尿日記的時候，如果有比較大的量杯可以用來裝尿，那是再好不過。**如果沒有，也可以使用寶特瓶自己製作一個。如果不需要了也能直接丟掉，很方便。**

以下介紹製作方式：

①準備一個容量五百毫升或一公升的空寶特瓶，上半段用美工刀割掉。

②用量杯裝五十毫升的水，倒進①當中做個記號。

③再次倒入五十毫升並做記號，重複這個動作，記號做到大約三百～四百毫升為止。

由於割開的地方相當危險，因此可以用膠帶包起來會比較好。

另外，在百元商店也有那種做成開口很大而傾斜的量杯（如下圖），**就算是坐著也非常容易裝取尿液，建議女性可以使用這種工具。**

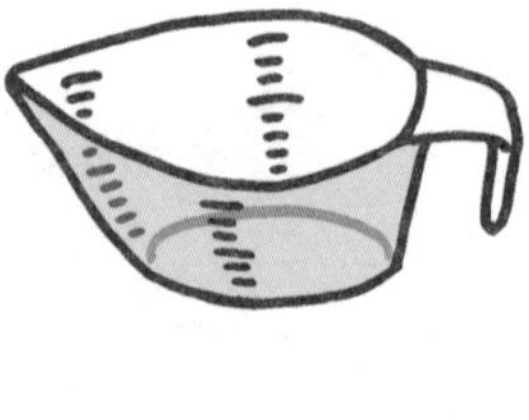

# Q20 請告訴我年長者也能簡單「撰寫排尿日記的方式」。

**A** 若是覺得很困難，不一定每次排尿都要立刻測量。

由於寫排尿日記可以了解夜間頻尿的成因，這樣治療起來也會比較容易。但是年長者需要晚上每次起床去上廁所就要測量尿液，多半也是有些困難。若是如此，也可以採取以下方法。

①將切掉上半部的寶特瓶容器或者尿壺之類的東西放在廁所

②晚上起來上廁所的時候，都尿在該容器當中（儲存起來）

③第二天早上起床的第一泡尿也尿在裡面，紀錄合計的量和起來上廁所的次數

這樣一來，**就算半夜沒有每次測量並紀錄，也能知道晚上產生的尿液合計量，多少會輕鬆一些。**白天若方便，還是要測量紀錄每一次排尿，知道自己單一次的尿量比較好。

比對合計起來的「夜間尿量」和「白天尿量」，也會比較容易找到夜間頻尿的原因。

Q

# 21

## 如何從排尿日記觀察自己的病況？

A 請計算看看，晚上起來上廁所時的尿液與早上第一泡尿加起來的量，是否超過一整天尿量的三分之一。

寫了排尿日記以後，可以採用以下的方法輕鬆檢查自己的夜間頻尿原因是否為「夜間尿量較多」（也請參考P64）。

①將早上起床後的第二泡尿到第二天早上起床後第一泡尿的全部尿量相加。

②就寢後到第二天早上第一泡尿量相加。

③計算①的三分之一應該是多少。

④比較②和③何者數字為大。

**以上若是②比③還要大，就能確定是因為夜晚的尿量多而造成夜間頻尿。符合此情況的人，只要採取本書P20～27介紹的自我保養方式就可能大為改善，還請務必試試。**不過若是有高血壓或者糖尿病可能性的話，就要多加留心。這些疾病有時候也會增加夜間尿量，請帶著排尿日記向平常求診的主治醫師洽詢。

若是③比②大，半夜卻起來上好幾次廁所，而白天的次數在七次以下的人，很可能是由於淺眠而醒了過來，結果誤會自己是因為尿意而醒來的。這樣很有可能是睡眠障礙，建議前往專業醫師處求診。

接下來要看的重點是「單次尿量」和「去廁所的次數」。**單次尿量若大多在二百毫升以下，而白天去上廁所八次以上的人，就有可能是過動性膀胱之類的問題，造成儲存在膀胱內的尿量減少。**建議以本書P28～32介紹的方式進行自我保養，不過這種情況也有效果相當好的藥物可以使用，因此可以前往醫院求診。

另外，有紀錄自己喝水或茶等飲品的人，請將一天的攝取量相加。雖然會因體重而異，不過一天當中除了食物以外大約攝取一千五百毫升的水分較為適量。如果超過的話，很可能是因為攝取過多水分造成夜間頻尿，只要適量攝取就能夠改善（↓Q44）。

夜間頻尿的原因五花八門，如果有漏尿或者其他覺得和排尿相關的事情都記下來，前往醫療機關求診的時候也會比較順利。

## 「排尿日記」的計算方法

| | |
|---|---|
| 6 點50 分 | 220 mℓ |
| 10 點10 分 | 110 mℓ |
| 13 點30 分 | 60 mℓ |
| 15 點40 分 | 180 mℓ |
| 〜〜〜 | 〜〜〜 |
| 2 點50 分 | 130 mℓ |
| 3 點50 分 | 380 mℓ |
| 4 點20 分 | 200 mℓ |
| 〜〜〜 | 〜〜〜 |
| 第2天最初的排尿時間 | 排尿量 |
| 6 點45 分 | 170 mℓ |

起床（6 點50 分）

就寢（2 點50 分）

① 早上起來後第2次排尿到第2天最初的所有尿量相加

② 就寢後到第2天早上最初的尿量相加

③ ① [　　] mℓ ÷3＝ ③ [　　] mℓ

④ ② [　　] mℓ ＞ ③ [　　] mℓ

↓

若②的量大於③，那麼很可能只需要做做自我保養，就可以減少起床上廁所的次數，還請嘗試P 20 ～ 27 的方法。

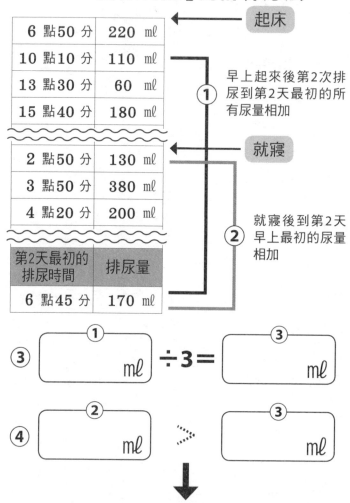

# 第 2 章

關於自我保養的18個疑問

Q

## 真的能不去醫院就治好嗎？

A

有些類型不必用藥，
只要自我保養就能夠改善。

# Q22 夜間頻尿是否有特別有效的「自我保養」呢？

**A 有的，若晚上起來上廁所的原因是「夜間尿量多」的話，建議可以採取自我保養。**

晚上只要有起來上廁所，都可以稱為「夜間頻尿」。夜間頻尿的原因很多，包含「夜間尿量多」、「膀胱無法順利儲存尿液」、「淺眠」等，不同原因下，自我保養也有效果上的差異。

使用P16～17的自我檢查表確認後，若是符合「請您嘗試做P20～27的自我保養方法」的人，就表示很有可能是睡眠期間身體製造的尿量較多，因此需要起來上廁所，而夜間頻尿的長輩當中有七到八成都屬於這類情況。自我保養對於此類夜間頻尿情況相當有效，還請務必嘗試本書開頭頁面向大家介紹的下列自我保養方式。

◎傍晚抬腿（↓P20～21）

◎彈性襪（↓P22～23）

◎左右搖擺體操（↓P24～25）

◎傍晚散步（↓P26）

◎桌邊深蹲（↓P27）

夜間尿量多的長輩有很多人是因為下半身水腫，而上列自我保養方式能夠改善水腫的情況，因此可對夜間頻尿有所幫助，在二〇二〇年發表的**最新「夜間頻尿診療指南」當中也將自我保養作為推薦給大家的優先選項，醫院也會建議大家先如此嘗試。**

肌肉會由於老化而衰退、心臟幫浦功能也會下降，如此一來血液就無法順利向上跑，到了傍晚，水分就會堆積在下半身，晚上睡覺的時候這些水分則轉化為尿液，不過這些自我保養方式能夠改善及預防此類水腫狀態。

然而夜間排尿除了老化以外，也可能是因為疾病而增加上廁所的次數，因此若有高血壓等情況，建議還是先向平常求診的醫師商量夜間頻尿一事，而不是單純自己做保養。

另外，這些方法能夠改善的只有夜間尿量較多的人。如果是由於膀胱無法順利儲存尿液等其他原因造成夜間頻尿，這些方法是沒有效果的，還請務必使用自我檢查表或者排尿日記，確認自己夜間頻尿的原因後再決定是否進行自我保養。

## Q 23

# 如何自己檢查是否水腫？

**A** 只要在傍晚的時候按一按「小腿前方」，馬上就能確定。如果凹陷下去，還請務必自我保養。

要判斷自我保養是否能夠產生效果，最重要的就是「腿部水腫」，不過可能有些人並沒有自信確定自己到底有沒有水腫。但是就算不去醫院檢查，也能夠輕鬆自己檢查是否水腫。

水腫的檢查方式，是在小腿容易水腫的傍晚以後確認。在早上或者中午時分檢查，通常水分也還沒有堆積在下半身，這樣很難確定，因此請務必在傍晚以後再行確認。

**首先請用手指按壓左右任一邊「小腿前方」骨骼上比較堅硬的部分。之後觀察手指放開以後若是有留下指印，那麼就是有水腫。**只要稍微有一點水腫，就會留下清楚的指印。如果單純是肥胖的話，並不會留下指印，因此應該大家都能夠用這個方法確認自己是否水腫。另外，腳背也可以用來檢查。如果水腫的話，就會和小腿前方一樣留下指印。

據說只要凹陷約一公釐的指印，大概就是單腳堆積了約二百～三百毫升的水分。如果凹陷十分嚴

### 【傍晚執行的「腿部水腫」確認方法】

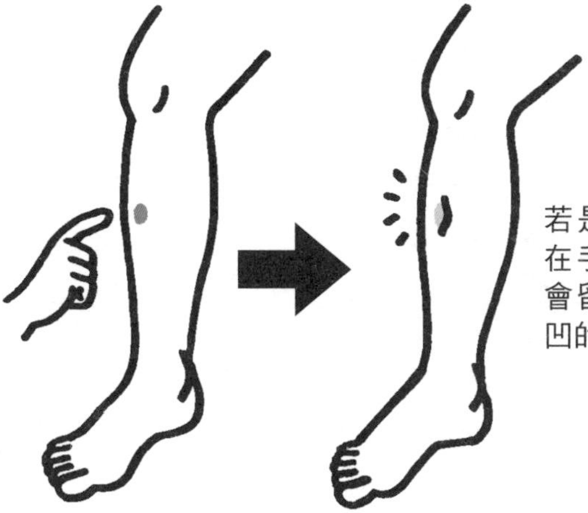
以手指按壓小腿前方骨骼堅硬處
若是有水腫，在手指放開後會留下略微下凹的指印

重，很可能甚至堆積到一罐寶特瓶也就是五百毫升左右的水分。如果就這樣跑去睡覺，堆積的水分就會因為失去重力拉扯而回到血管當中，而血液為了排出多餘的水分，就會製造出許多尿液，因此晚上就得起來上好幾次廁所。

前往醫院的**七十五歲以上長者，大約三～四人中就有一人可能有水腫，因此長者當中應該有很多這類情況。**請確認自己是否水腫，如果符合的人還請務必進行自我保養。

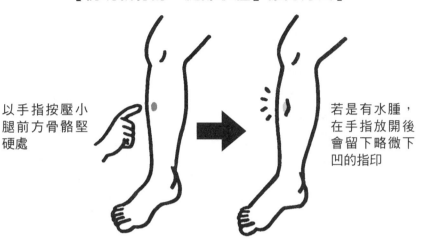

## Q 24

# 請詳細告知「傍晚抬腿」的做法。

A 只需要躺下來三十分鐘，在不會過於勉強的範圍內把腳抬高就行了。目的是將堆積在下半身的水分引導回血管當中。

「傍晚抬腿」非常簡單，但對於夜間頻尿卻有很好的效果，因此是非常推薦大家嘗試的自我保養方法。話雖如此，夜間頻尿的原因五花八門，首先要確定自己是否為使用此自我保養方式能夠生效的類型，可以用P16～17的自我檢查表進行確認。符合的人可能只要做「傍晚抬腿」就能夠減少起床上廁所的次數。還請務必從今天起就做做看。

**傍晚的時候仰著躺下，將腳放在抱枕之類的東西上，把腿抬高約十～十五公分左右。維持這樣的狀態三十分鐘。**不使用抱枕，而是直接靠在牆壁上抬腿也沒問題。

如果因為老化等問題而使水分堆積在下半身，那些水分就會在半夜的時候成為尿液。抬腿這個動作的目的是將小腿提高，使水分回到血管當中。由於身體會維持一定水量，因此回到血管的水分就會變成尿液排出。只要能在睡覺前排出多餘水分，半夜的尿量自然會減少，也不用去那麼多次廁所。**有報告指**

**出，在大約抬腿三十分鐘以後實際測量下半身堆積的水量，比抬腿前減少了將近一百毫升。**

腿抬得越高越容易感受到效果，不過就算只抬個十公分也會有效，因此請在不會過於勉強的範圍內進行。

重點就是盡可能抬個三十分鐘。如果身體不會感到疼痛，那麼再抬久一點也沒關係，但若只做個十分鐘左右，時間太短、水分會無法完全回到血管當中，這樣效果會非常薄弱。另外，在做這個動作的時候如果不小心睡著了，晚上很可能會睡不著覺，這對夜間頻尿會造成反效果，因此可以在這時候看看書或者電視。

**抬腿的時間建議要在傍晚。如果太晚了，反而可能讓睡眠時間排出的尿液量增加，如果早上做，那時候小腿根本還沒有水腫，因此也不會有什麼效果。**最重要的就是每天持續做下去，還請記得養成習慣。

另外，抬腿的時候如果稍微加一些擺動，效果會更好，如果可以的話也請加入動作（↓Q33）。

## Q 25 做「傍晚抬腿」的時候腰很痛，是不是該停止？

**A** 可以調整高度，請試著找出能讓自己感覺比較輕鬆的姿勢。

「傍晚抬腿」需要長時間維持同一個姿勢，因此腿抬起的高度很可能會讓腰部感到疼痛。在此不建議大家忍耐疼痛，有時只要稍微花點心思便能夠解決這個問題。

比方說，覺得腰痛的話，可以調整腳下抱枕的高度；或者稍微屈膝讓身體的姿勢不要太過勉強。如果是膝蓋或股關節感到疼痛，也一樣可以調整腳的位置等，換成自己比較輕鬆的姿勢。**抬腿的目的在於讓小腿中堆積的水分回到血管，只要仰躺著讓腿部的位置高於心臟，就會有效果。**

另外，抬腿的時間大約是三十分鐘，不過若腰部等處會痛的話，也可以稍微縮短一點時間，等到比較習慣以後再慢慢拉長抬腿時間即可。如果這樣還是感到疼痛，那麼建議採用其他自我保養方式。

Q 26

## 晚上睡覺的時候，將腿稍微抬高也有效果嗎？

A 不，如果把腿抬高睡覺的話，會增加尿量、造成反效果。

為了改善夜間頻尿，建議大家可以做「傍晚抬腿」，但這個保養方式最重要的就是時間。**如果弄錯了時間，甚至可能造成反效果，絕對要留心。**

抬腿的目的是讓堆積在小腿的水分回到血管，而血管內增加的水分會成為尿液排出體外。如果在傍晚抬腿，水分就能夠在睡覺前化為尿液排出；但若晚上睡覺的時候把腿抬高睡覺，小腿水腫的水分就會在睡眠時間成為尿液，這樣半夜的尿量反而增加、需要一直跑廁所。晚上抬腿睡覺對於夜間頻尿會造成反效果，**因此要抬腿的話，請務必在傍晚進行。**

另外，「午睡」的時候抬腿有沒有效果呢？雖然說午餐後抬腿的話，先前堆積的水分的確就可以排出，但這和傍晚相比，效果總是有限。但若有午睡習慣的人倒是可以試試無妨。不過在傍晚的時候才午睡的話，很容易妨礙夜間睡眠、對夜間頻尿造成反效果，因此不建議這麼做。

# Q 27

## 「彈性襪」是什麼東西？

A 是一種可以束緊小腿的襪子，能夠預防並改善腿部水腫，晚上就不容易起來上廁所。

「彈性襪」是比一般絲襪有著更強的束縛力道、編織方式比較特殊的襪子，若是白天穿著，就能夠預防並改善小腿水腫的情況。雖然大家對這種襪子似乎有著專屬女性穿著的印象，但其實看上去完全就是普通的襪子，男性穿起來也不會讓人覺得奇怪。而且這只要穿著就好，因此非常建議無法進行「傍晚抬腿」等其他自我保養方式的長輩。

彈性襪在腳踝處壓力最強，越往小腿肚的部分，壓力也會稍微減弱。**由於從腳踝往上的壓力是階段性減弱，因此血液會比較容易由下往上流動，藉由這種壓力變化來改善血液循環、預防水腫。**

因此彈性襪能夠改善的夜間頻尿對象，也是傍晚的時候小腿會水腫的人。這種類型的人是由於老化導致腿部肌肉功能衰退等，血流比較緩慢而使水分到了傍晚仍堆積在小腿當中，到了晚上就會成為尿液。如果使用彈性襪來防止小腿水腫，晚上製造的尿液量就會減少，需要爬起來上廁所的次數當然也會

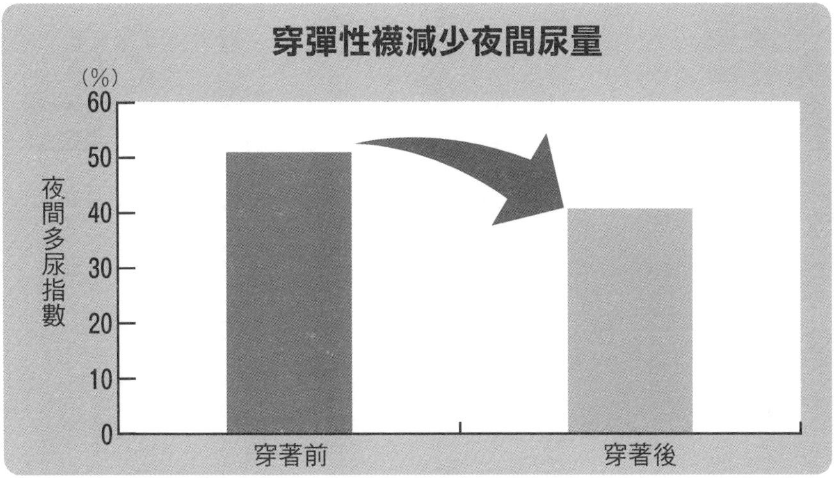


23位夜間排尿次數在2次以上、有腿部水腫情況的高齡者，在穿彈性襪以後，24小時內的夜間尿量在「夜間多尿指數」上平均減少約300ml。

資料提供◎宮津武田醫院院長　曾根淳史醫師

變少。

實際上日本國內針對六十五歲以上高齡人士共二十三位進行調查，發現二～三個月內**由早上到傍晚穿著彈性襪，和沒有穿彈性襪的人相比，大約減少了上一次廁所左右的排尿量（三百毫升）**。

不過有些人沒辦法穿彈性襪，因此也要多加留心（→Q30）。

# Q 28 「彈性襪」可以在哪裡買到？

**A** 建議在醫院之類的地方購買醫療用產品，不過也可以在藥妝店等處購買。

「彈性襪」能夠改善夜間尿量多、小腿水腫的夜間頻尿狀況，因此醫師也會推薦患者使用。提到彈性襪，很多人都會聯想到藥妝店或者網路上可以買到的市售商品，不過若是為了改善夜間頻尿，建議可以在醫院確實測量尺寸以後再行購買「醫療專用」的彈性襪。

話雖如此，**要是很難立刻前往醫院，覺得可以先試試看市售商品效果的話，也可以留心以下重點來嘗試。**

市售的彈性襪，通常是在藥妝店等處以水腫對策名義銷售的商品。有高度至腰的「褲型」、包覆到大腿的「褲襪型」、還有到膝蓋的「及膝襪」等，以夜間頻尿來說，建議穿的是及膝襪。特徵就是束縛的面積較小、容易穿著。有些商品是不會包覆到指尖的，不過水分也會堆積在腳尖，因此最好還是選擇「包覆到指尖」的款式。

市售商品的彈性襪種類繁多，當中也有以美容為目的，是讓腿看起來比較細的商品，因此大家在選擇的時候可能會感到相當迷惘。這種時候請選擇包裝上寫有「促進血液循環」、「水腫對策」等字樣的商品。另外，**若是穿著時的壓力太強，反而可能使血液循環惡化、或者引發皮膚炎等，出現各種問題，因此建議從壓力沒有那麼大、並且尺寸上稍微寬鬆的款式開始嘗試。**

如果一直穿著不適合自己的彈性襪，可能使血液循環不佳、引起各種併發症。畢竟彈性襪只對於老化造成身體機能下降，而於下半身形成水腫的夜間頻尿者能夠產生效果，因此若是覺得沒有效果、或者身體感覺怪怪的，那就請停止使用、洽詢專業醫師。

另外也有些人無法穿彈性襪，而且穿著時間也很重要，這些都要多加注意（↓Q30、31）。

# Q29 市售產品和醫療用品的彈性襪有何不同？

## A 醫療用產品需要在醫院測量尺寸以後購買。

能夠在藥妝店購買到的彈性襪、與醫院銷售的醫療用彈性襪，兩者商品名稱雖然相同，其實有許多不同之處。**以產品本身來說，最大的差異就在於壓迫小腿肚的力道強弱**。一般來說市售商品的壓迫力道比醫療用的弱，因此要改善夜間頻尿的話，建議搭配運動（↓Q33）會更容易感受到效果。**醫療用品由於束縛的力道很強，因此一開始會覺得非常難穿，但也能指望它效果更好。**

醫療用商品必須先到醫院詳細檢查水腫的程度，由醫師來判斷患者是否確實為穿著彈性襪可以改善夜間頻尿的類型。之後會選擇壓力及尺寸適中的產品，並且由醫療相關人員指導襪子的穿著方式。如果嘗試過市售商品、覺得效果不是很好，也可能是因為尺寸不合的關係，或許可以前往醫院請醫師幫忙選擇比較適合的商品。

Q 30

## 什麼樣的人不可以穿彈性襪？

A 水腫會伴隨高溫的人或者糖尿病患者必須多加留心。

彈性襪對於夜晚尿量較多的夜間頻尿患者有一定效果，因此應該會有很多人覺得「真想馬上試試看」。但是如果有下列症狀的人，很可能隱藏著血管發炎、淋巴性浮腫等其他疾病，因此請務必事前與醫師商量。

**◎水腫伴隨高溫**

**◎左右腳的水腫程度差很多**

**◎早上起床以後，腿部依然水腫**

另外，若患**有糖尿病等疾病者也必須多加留心**。比方說糖尿病如果已經造成末梢神經障礙，在感覺上會變得較為遲鈍，因此不容易感受到疼痛及壓力，如此一來很可能在使用的時候已經對血流造成障礙，卻沒有發現這件事情而繼續穿著。同時也很容易引發皮膚的併發症等問題，因此穿著之前請與平時求診的醫師商量。

## Q 31

### 彈性襪要什麼時候穿？

**A** 早上起來馬上穿，可以的話就一直穿到傍晚。

彈性襪只需要穿著就好，是非常簡單的對策，但若只是「想起來的時候才穿」的話，很難發揮效果。尤其是穿上的時間非常重要，還請儘可能早上起來就立刻穿上。

在有夜間頻尿困擾的人之中，水分會堆積在腿部、在半夜轉變為尿液的人，**大部分都會在傍晚的時候發現腿部水腫。只要早上先穿起來，就能夠確實預防傍晚水腫，如此一來才能夠減少夜間尿量。**另外，彈性襪由於束縛力強，因此有些人一開始會覺得實在非常難穿，不過若是在還沒有水腫的早上就先穿上，優點之一就是會稍微好穿一些。

最理想的當然是一路穿到傍晚，不過如果覺得疼痛或者感覺不對勁，那就不要過於勉強，縮短穿著時間即可。夜晚穿著反而可能對血液循環有不良影響，睡覺的時候請務必脫掉。

## Q 32 彈性襪太緊了，沒辦法長時間穿著該怎麼辦……？

**A** 可以換成稍大的尺寸、或者縮短穿著時間。

第一次穿彈性襪的人因為不習慣，會覺得很難穿、穿起來的感覺好奇怪等。如果覺得「彈性襪好緊，沒辦法穿很久……」的話，可以試著穿尺寸大一點的襪子。

或者也可以縮短穿著的時間。要改善夜間頻尿的話，從早上穿到傍晚會比較理想，不過**一開始可以先穿三小時，之後再慢慢增加為四小時、五小時也可以**。但是到了下午才穿的話，腿已經水腫了，這樣會更難穿上，因此縮短穿著的時候，重點仍然在於「早上起床立刻穿上」。

就算一開始覺得束縛力道很強、很難穿，然而開始使用以後，水腫的症狀就會減輕，因此大部分在二～三個月以後就能夠輕鬆穿上。不過若是水腫伴隨高溫、或者疼痛感非常強烈的話，最好停止使用、向專業醫師洽詢。

## Q 33

# 有夜間頻尿問題，適合做什麼樣的運動？

**A** 每到傍晚小腿就會水腫的夜間頻尿患者，可藉由「左右搖擺體操」或「散步」改善。

大部分年長者的夜間頻尿，原因是在於夜間尿量較多。因此，若是能夠減少夜間時產生的尿量，大部分的人都能夠減少晚上起來上廁所的次數。**因此重點就在於「提升下半身的血液循環」。**由於老化，心臟和小腿的肌肉衰退、幫浦機能下降，所以下半身的血液循環會有所停滯，如此一來水分會從血管滲出、堆積在小腿當中。到了半夜，這些水分就會成為尿液，導致夜間頻尿。**要防止水腫，只要動一動下半身的肌肉、讓血液循環變好，就很有效果。比方說本書開頭頁面所介紹的下列方法就很棒。**

**◎左右搖擺體操**（↓P24～25）

**◎傍晚散步**（↓P26）

**◎桌邊深蹲**（↓P27）

「左右搖擺體操」是躺下來以後，將腳靠在牆壁上，稍微動一動腳。姿勢只要和P20～21介紹的「傍晚抬腿」一樣，另外再多少動一動腿部就可以，因此優點就是可以在抬腿的時候順便做。這和只進行抬腿相比，更能提升血液循環。動的方式有兩種，分別是「左右緩慢搖動」與「用力晃動腿部」。肌肉動作越大，也就是晃動的效果會比較好，但這對高齡者來說可能相當困難，若是那樣的話，只要緩慢搖動也能夠有一定程度的效果。做這個運動的時候還請不要過於勉強。

「傍晚散步」也可以促進下半身水分的循環，讓多餘的水分以汗水的形式排出，能夠產生減少夜間尿量的效果。或許有些人習慣早上去散步，但若是對於夜間頻尿問題感到困擾，建議還是在容易水腫的傍晚去走個三十分鐘左右。若是穿著彈性襪做，效果會更好。

「桌邊深蹲」能夠鍛鍊下半身的肌肉，因此在傍晚做的話，也可以改善水腫情況。桌子可以支撐身體，因此做不來一般深蹲的人也能夠輕鬆執行。請把椅子放在身後，做一些預防跌倒的對策，依照自己的體力情況來嘗試。最重要的就是調整成能夠持續做下去的程度、然後長久持續下去。

Q

# 34

## 電視上說，鍛鍊骨盆底肌肉可改善夜間頻尿，是真的嗎？

A

鍛鍊骨盆底肌肉並非對所有人都有效果。最重要的是先確定自己的夜間頻尿類型。

應該有很多人曾經在電視上看過「排尿問題和骨盆底肌肉有關，可以多加訓練」這樣的資訊。骨盆底肌肉位於骨盆底部，是像個吊床一樣由下方支撐膀胱、直腸、子宮等骨盆內臟器的肌肉。另外也負責收緊尿道和肛門，因此若這部分的肌肉鬆弛，就會引發漏尿等排尿問題。

骨盆底肌肉鬆弛的原因，可能是生產、老化，又或者是停經以後女性荷爾蒙低落等，如果任由此情況不管，就有可能會引發頻尿或者夜間頻尿等問題。這種情況，活動骨盆底肌肉來鍛鍊骨盆底肌肉，就有可能改善症狀。

**但是夜間頻尿的成因並不是只有骨盆底肌肉變化而已，必須根據不同原因來選擇對策。**

比方說，若是因為腿部肌肉衰退而使血液不容易回流，造成水分堆積在小腿當中，而這些水分到了晚上就成為尿液的話，可以在傍晚的時候抬抬腿讓水分回到血管裡，或者穿著彈性襪等自我保養方式都能夠有所幫助。如果是喝太多水，那麼最重要的就是要記得攝取適量水分。以上這些情況的人，不管如何鍛鍊骨盆底肌肉，應該都沒辦法減少半夜需要起來上廁所的次數。

夜間頻尿的原因五花八門，有時候是多項原因造成這個症狀。不同原因也有不同的因應方式，因此並非有排尿問題就要鍛鍊骨盆底肌肉，最重要的還是先找出問題的成因。

**苦於夜間頻尿的人，若是希望鍛鍊骨盆底肌肉能夠改善情況，那就必須是除了半夜會起來上廁所以外，還會有猛烈尿意等其他症狀之人。**

使用P16～17的自我檢查表，如果符合「請嘗試P28～32的自我保養方法」，還請務必進行骨盆底肌肉訓練、排尿訓練（→Q35）等保養方式。

# Q 35

## 請告訴我，過動性膀胱建議做什麼自我保養？

A 建議採取躺著也能做的「骨盆底肌肉訓練」，以及嘗試憋尿的「排尿訓練」。

「過動性膀胱」是夜間頻尿的原因之一，會引發無法忍耐的強烈尿意，以及白天頻尿等各式各樣症狀。年紀越大越容易發生這種現象，**若是使用P16～17的自我檢查表，發現自己符合「請嘗試P28～32的自我保養方法」，可以使用自我保養的方式來改善這些症狀。建議可以採取本書開頭所介紹的下列兩個方法。**

**◎骨盆底肌肉訓練（↓P28～29）**

**◎排尿訓練（↓P30～31）**

過動性膀胱的原因之一，是由於支撐膀胱等骨盆內臟器的「骨盆底肌肉」和束縛尿道的「尿道括約肌」衰退。骨盆底肌肉訓練可以同時鍛鍊骨盆底肌肉和尿道括約肌，因此對於過動性膀胱等各種排尿問題都能夠有所幫助。

訣竅就是有點像在憋尿那樣，有意識地收緊肛門。另外，為了要確實獲得訓練效果，最重要的就是養成習慣每天都做，持續至少一～二個月。或許會有人覺得要每天做實在很麻煩，但只要除了躺下來的姿勢以外，練習坐著、甚至站著做這訓練的方法，就變成只要有空就能夠做，會非常輕鬆。

排尿訓練（膀胱訓練）是忍耐著不去排尿，盡可能慢慢增加膀胱裡儲存尿液的量，對於減少排尿次數也相當有幫助。

過動性膀胱由於儲存在膀胱中的尿量減少，因此而引發頻尿。要改善這種狀況，就必須慢慢增加膀胱能夠儲存的尿量，因此要進行排尿訓練。一開始只要感受到尿意就忍耐個三分鐘，如果還算順利，就延長到五分鐘、然後十分鐘，就算是長輩，應該也能慢慢拉長時間。

利用這個訓練將排尿的間隔時間拉到四小時左右，就不必再擔心上廁所的問題、可以過一般的日常生活，因此請把這個時間當成最終目標，慢慢地做這個訓練。不過若是另外有膀胱炎或者攝護腺肥大等嚴重排尿障礙，就不可以做這個訓練。另外，同時做骨盆底肌肉訓練和排尿訓練，效果會更好。

Q

# 36

## 聽說按摩可以改善過動性膀胱？

A

是的，若能在睡覺前進行可稍微刺激會陰部的「會陰摩擦」按摩，就能夠輕鬆減少起床上廁所的次數。

由於過動性膀胱造成夜間頻尿的患者，前面已經介紹了建議的自我保養方式有骨盆底肌肉訓練和排尿訓練，不過這些訓練要生效需要花費一些時間。**以下介紹的「會陰摩擦」最快可以當天就減少起床上廁所的次數。**

使用Q54的過動性膀胱自我檢查表確認，若懷疑自己是過動性膀胱、且為夜間頻尿大感困擾的人，建議可以做這個自我保養。

那麼，實際上應該怎麼做呢？其實非常簡單，只需要用手指摩擦肛門和生殖器官之間的「會陰部」這個地方一分鐘就行了（詳細做法請見P32）。最重要的就是必須溫柔摩擦。如果過於強烈刺激，會造成反效果。

過動性膀胱是在尿液還沒有累積很多的時候，就由於自律神經的紊亂而下達指令要膀胱肌肉收縮，因此會頻繁地感受到尿意。溫和地刺激會陰部，這種刺激就會傳遞到脊髓之下的薦髓。**薦髓當中有控制膀胱肌肉的自律神經通過，因此能夠阻絕自律神經對膀胱下的指令、抑制膀胱過度收縮。**但若刺激過於強烈，反而會營造出收縮膀胱的指令，因此最重要的就是只能溫和刺激會陰部。

實際上在大鼠實驗中，也確認溫和刺激會陰部具有抑制膀胱收縮的效果。

這個「會陰摩擦」運動基本上可以在任何地方執行，不過若是洗澡的時候做，皮膚會因為打濕而變得觸感不太一樣，最好還是避免。時間上建議在睡前做。另外，白天做的話也能夠改善白天的頻尿。一天當中最好至少做一次（一分鐘）。

過動性膀胱也可以使用抗膽鹼藥物，不過有些人會因為便祕或口渴等副作用而無法持續使用。這種情況下也建議可以進行自我保養。另外，市面上也有販售會陰摩擦專用的滾輪。商品名稱叫做「SO-MAPLANE」，用這類滾輪來代替手指也可以。

Q 37

# 改善攝護腺肥大的自我保養怎麼做？

Ⓐ 攝護腺肥大可以使用相當有效的藥物，因此一般會使用藥物治療。

銀髮族男性有許多人會感到排尿無力、三不五時就有尿意、或者是因為漏尿等問題而感到相當困擾。這些症狀的基礎都是名為「攝護腺肥大」的疾病，有時也會引發夜間頻尿。

攝護腺肥大一般會使用藥物進行治療。**使用藥物大多都能改善症狀，但若是選擇不治療、長期不予理會，那麼症狀非常有可能會惡化。**如果病情加重，很可能甚至必須進行手術，因此覺得有些在意的人，建議盡早前往醫院接受問診。

另一方面，搭配藥物治療同時改善日常飲食、加上自我保養，也能夠減緩症狀。請先檢查一天的適當水分攝取量（↓Q44），留心不要喝太多水。另外，攝護腺肥大的人有時候會攝取過量鹽分，這會讓症狀惡化，還請多加留心。

Q

# 38

## 自我保養沒有效果，應該怎麼辦？

A 若是做了兩個月都沒有效果，請到醫院求診。

如果使用藥物治療，大多能夠在一個月左右出現效果，但是自我保養要能夠感覺有效，通常會花費比較多的時間。或許大家會覺得這樣很麻煩，但是**沒有副作用就是不使用藥物的優點，因此建議還是持續做一段時間看看。**

本書中介紹的「傍晚抬腿」、「彈性襪」、「左右搖擺體操」、「傍晚散步」等自我保養，要能夠感受到確實有效，大多需要兩個月左右的時間。因此明明有好好自我保養，卻完全沒有感受到效果……也請不要過於失望，目標是在於養成這些習慣。

不過，若是已經做了兩個月以上也完全沒有感受到任何效果，那很有可能您做的自我保養並不適合自己、又或者身上其實隱藏著其他疾病，還請尋找專業醫師商量。若是症狀惡化、或者覺得哪裡不對勁，也不必等到兩個月，請盡快就診。

Q

# 39

## 能夠讓睡眠深沉、改善夜間頻尿的自我保養方法有哪些？

A 可以在「固定時間起床」和「調整睡前光線」等處下功夫，以這些方式自我保養，或許可以減少半夜起床上廁所的次數。

如果因為老化而使睡眠變淺，有時也會引發夜間頻尿，這種情況也有許多自我保養方式。以一整天的流程來說，依照時間排列大概有以下方法——

**◎早上盡可能在固定的時間起床**

**◎白天要好好沐浴在陽光下**

**◎傍晚做點簡單的運動**

**◎晚上在睡覺前一小時就將房間燈光調得稍微暗一些**

早上在固定時間起床的話，一般就會在那個時間的十五～十六小時後開始想睡覺。這樣是讓自己到了晚上會在固定時間想睡覺最好的方法。另外，白天確實沐浴在陽光下也是非常重要的。尤其是早上沐浴了大量陽光後，晚上誘發睡眠的荷爾蒙褪黑激素分泌量也會增加，能夠讓人睡得比較熟。

為了讓身體好睡，也建議做點適量的運動。時間上來說最有效的是在傍晚。適當的疲勞感與體溫變化能夠讓人產生睡意。另外也建議，晚上在睡前一小時左右就盡量避免打開電視或者智慧型手機等，同時讓房間稍微暗一些，打造出能夠讓人放鬆的環境。

除了這些方法以外，還有一些和所有夜間頻尿狀況共通的保養，像是盡可能不要在睡前喝太多水、晚餐的時候和就寢前也盡量不要攝取太多咖啡等含咖啡因的飲料以及酒精類的東西。多留心這些平常生活的習慣，就能夠帶來良好的睡眠。

另外，夜間頻尿的人當中，應該有些人會在白天睡覺。訣竅是請在午餐後十五～三十分鐘內短時間午睡。

**這些能夠在日常生活當中進行的自我保養，全部整理起來就是下一頁的「改善睡眠的夜間頻尿自我保養十個方法」。還請務必從自己能輕鬆做到的項目試試。**

不過，若淺眠現象是由於睡眠呼吸中止症或者是不寧腿症候群等疾病所引發，自我保養是無法改善的，還請向睡眠專業醫師求診。

## 改善睡眠的夜間頻尿自我保養
## 10個方法

由於老化等因素導致淺眠而引發夜間頻尿，可採取以下自我保養方式讓睡眠變得比較深沉，便有可能改善夜間頻尿的情況。

① 睡覺前不要喝水。

② 睡覺前 3 ～ 4 小時不要攝取咖啡、紅茶、日本茶等含咖啡因的飲料或者酒精飲品。

③ 睡覺前的 1 小時、以及半夜醒過來去上廁所的話，請避免抽菸。

④ 睡覺前 1 小時起就把房間調暗一些，使用音樂或者香氣（香氛）等物品打造出能夠讓自己放鬆的環境。

⑤ 白天好好沐浴在陽光下。

⑥ 早上在固定時間起床。

⑦ 用餐（尤其是早餐）的時間要規律。

⑧ 睡覺前 1 ～ 2 小時前泡澡（約使用攝氏 40 ～ 41 度的熱水泡澡約 20 分鐘）。

⑨ 午餐後午睡約 30 分鐘（不要在下午 3 點以後才睡）。

⑩ 傍晚稍微做點運動。

# 第3章

## 關於成因的23個疑問

Q

# 為何半夜會起來上廁所？

A

其實理由因人而異，
原因五花八門。

## Q 40 為何明明在睡夢中，卻還會起來上廁所？

A 晚上會醒來上廁所的原因主要有三個，而以銀髮族世代來說，大部分的原因是「夜間尿量多」。

晚上會醒過來上廁所的原因不只一個，其實種類繁多。或許是由於過動性膀胱等排尿相關疾病所造成的；也可能與疾病沒有關係，只是因為過於在意健康而做的一些生活習慣引發夜間頻尿；又或者是其他疾病所服用的藥物造成的影響。將這些五花八門的原因整理起來，大致上可以區分為以下三種。

**①夜間尿量多**

**②膀胱無法順利儲存尿液**

**③淺眠**

**在這些原因當中，年長者大部分的情況是第一項「夜間尿量多」。長輩當中有大約百分之七十～八十都是由於這個因素起來上廁所的。**

夜間尿量會多的理由，包含喝太多水或含咖啡因飲料等，大多是每天的習慣造成的；另外還有高血壓、糖尿病、心臟衰竭等疾病造成的可能；血液循環不好而使下半身水腫、水分堆積在下半身的情況；或者是老化導致抗利尿荷爾蒙的分泌量減少等，原因實在五花八門。

第二種原因是「膀胱無法順利儲存尿液」，則是膀胱由於老化而失去了彈性，因此尿液無法好好儲存在膀胱當中，導致頻尿的情況。「過動性膀胱」和「攝護腺肥大」等疾病也會造成膀胱過度敏感，只要稍微儲存了一點尿液，就會有強烈尿意感受，一樣會變成頻尿。

第三種原因是「淺眠」。這是老化以後睡眠產生變化，又或者由於失眠或睡眠呼吸中止症等睡眠相關疾病而引發的。晚上醒過來好幾次，其實只是因為睡眠太淺，但很容易誤會自己是尿意而醒過來。

**夜間頻尿的治療方式會隨成因而異，而且有許多人的原因是多重情況造成夜間頻尿，因此最重要的就是好好確認當事者頻尿的原因，根據原因來加以應對。**

Q

# 41

## 「夜間尿量」大概多少算多？

A 銀髮族夜間尿量為一整天的33%以上算是多，年輕人為20%以上就是過多。

銀髮族世代夜間頻尿的原因大多是「夜間尿量多」。一般夜間尿量多稱為「夜間多尿」，要說大概多少算是多，就是一整天的尿量當中，夜間尿量佔了三分之一（百分之三十三）以上。

具體的調查方式就是使寫排尿日記。所謂的「夜間尿液」指的是睡覺時候的尿液、以及第二天早上第一次的尿液加總量。為什麼要把第二天早上第一泡尿也加上去呢？因為這是晚上睡覺的時候製造出來的尿液。「一整天的尿」是指早上起床第二泡尿算起整天的尿加上「夜間尿液」。**如果「一整天的尿」加總數字的三分之一，算起來比「夜間尿液」還要少的話，那就是夜間多尿。而對於夜間頻尿問題感到相當困擾的銀髮族大多是這種情況，當中甚至有些人夜間尿量佔了整天的一半。**

另外，三分之一指的是銀髮族的比例。比較不容易發生夜間頻尿的年輕人，只要超過五分之一（百分之二十）就算是夜間多尿了。

# Q 42

## 為何「夜間尿量」會變多？

**A** 意外的有很多人是「喝太多水」。

電視、雜誌或者網路上，都會看到許多表示「年長者多喝水比較好」的訊息。確實適當補充水分相當重要，不過**如果在睡覺以前喝了太多水，當然睡覺的時候身體製造的尿就會變多，很容易需要起來上廁所。**年長者的夜間頻尿，最多人的原因就是「夜間尿量多」，而造成此情況的原因非常意外的是很多人其實「喝太多水」。

因此，為了防止夜間頻尿的有效生活指導方針，首先會提出的就是遵守適當攝取的水量（↓Q44）。如果遵守水分攝取量之後，夜間頻尿的情況仍然沒有改善，那麼才會考量可能是體內水分因為水腫而堆積在小腿等處；又或者是由於其他疾病造成尿量增加等其他原因。

首先開始紀錄自己一天喝下的水、茶、酒等有多少份量，確認是否為水喝太多造成的。

Q

# 43

## 喝比較多水能讓血液比較乾淨嗎？

A 不，喝水的量和血液清淨度並沒有關係。

或許大家曾經在電視或者網路上看到這樣的訊息：「為了預防腦部梗塞，要多喝水讓血液乾乾淨淨」。但這其實是一種誤解。人要好好攝取水分，是為了防止脫水。喝下的水量和血液乾不乾淨，其實並沒有關係。也有人針對此事進行過相關實驗。

**實驗是請協助進行實驗的人在睡覺以前要喝下兩公升以上的水，並且在第二天早上調查血液的黏度（清淨度），發現所謂清淨度的數值與平常相比並無任何變化，只有排尿次數增加了。**從實驗結果就能夠告訴大家，飲水量和血液清淨度並沒有關係。

另一方面也有報告指出，若是進入脫水狀態，血液就會變得濃稠、黏度也會增加，如此一來腦部梗塞的風險也會提高。因此攝取適量水分雖然相當重要，但並不需要期待能夠更加健康而喝下大量的水。

Q 44

## 如果不喝水，是否會脫水……？

A 適當的攝取量大約是體重公斤數乘上二十毫升左右。

年長者之中也有人因為擔心脫水而喝了太多水，結果引發夜間頻尿。因此可以請患者紀錄排尿日記，判斷是否攝取太多水分。

那麼，一天大概應該喝多少水才是正確的呢？只要留心有喝到體重乘以二十毫升左右的水分，應該就不必擔心脫水。比方說若體重為六十公斤，那就是約攝取一千二百毫升。

不過，攝取水分的標準還有其他好幾種計算方法。比方說餐飲以外的水分壓在一．五公升以內、晚餐後減少攝取含咖啡因或酒精飲料等。無論如何，有報告指出限制飲水之後，夜間排尿次數可以減少一～一．五次左右。**尤其是降低傍晚過後攝取的水量，會更有效果，因此為夜間頻尿所苦的人，可以多留心是否習慣「睡前喝杯水」或者「晚餐後喝茶」等。**

Q

# 45 喝茶之類的咖啡因飲料不行嗎？

A 白天適量飲用是沒有問題的。

綠茶或者咖啡等含咖啡因飲料由於有利尿作用，因此排出的尿液會比喝下的量還要多。所以一般來說，頻尿的人通常會被告知最好還是稍微減少咖啡因的攝取量比較妥當。但若煩惱的是「只有晚上尿量變多，睡覺的時候要爬起來上廁所」的話，那麼早晨或者白天的時候，就不必太在意是否攝取咖啡因的問題。

夜間頻尿的原因之一是白天堆積在身上的水分過多，於睡眠時間當中變成尿液。因此，**白天若攝取咖啡因，反而能在睡前就把體內的多餘水分轉為尿液排出，甚至有可能減少夜間尿量。**不過喝太多的話，就可能無法在睡前排乾淨，因此最重要的還是要適量。

另外，傍晚過後才喝的話，就無法在睡前排乾淨，反而會增加夜間的尿量，因此建議傍晚過後就不要再喝了。

## Q 46 每天大約喝多少酒，是可以接受的範圍？

**A 重點是喝酒精濃度較低的酒。**

酒類被認為是會引發夜間頻尿的原因之一。因此，基本上還是會建議苦於夜間頻尿的人，盡可能不要喝酒。

酒類對夜間頻尿不好的理由有二。其一是喝酒以後「身體內的水分量增加」——除了酒類本身含有的水分以外，身體還需要用來分解酒精的水分，因此很容易另外喝下大量的水或者茶等飲料。

第二點就是喝了酒以後「睡眠會變淺」。酒類雖然對於就寢時的入眠有幫助，但是飲酒時產生的乙醛卻有著打斷睡眠的效果。結果會導致身體無法進入深沉睡眠狀態，半夜裡醒過來好幾次，便很容易夜間頻尿。

**如果因為應酬等情況而不得不喝酒，那就盡可能不要增加乙醛的量，建議喝少一點、酒精濃度也低一些的酒會比較好。**

Q

# 47

## 為何年紀一大，就容易起來上廁所？

A 這是由於老化會造成肌肉衰退、荷爾蒙產生變化、睡眠變淺等，另外也比較容易罹患與排尿相關的疾病。

進入中老年以後，苦於夜間頻尿的人數比例也會變高。**有資料顯示七十歲以後大約有九成以上的人都有夜間頻尿的狀況。**那麼，為何這種情況會隨年齡而增加呢？

理由之一就是老化造成荷爾蒙的變化。一般來說，人體在夜間會分泌減少尿量的荷爾蒙「抗利尿激素」，藉此調節尿量。但是年紀一大，這種荷爾蒙的分泌量便會減少，因此夜間製造的尿量也就增加，便很容易醒來上廁所。

另外，年齡增長也會增加「過動性膀胱」或「攝護腺肥大」的疾病風險，睡眠也會變得比較淺，這些都會引發夜間頻尿。

同時，**年紀變大以後很容易醒來上廁所還有個很大的理由，就是「小腿及心臟的肌肉衰退」。**

心臟和小腿等處的肌肉負責將身體中的血液送到全身，做的是有如幫浦的工作。但是老化以後，

## 【小腿堆積水分的機制】

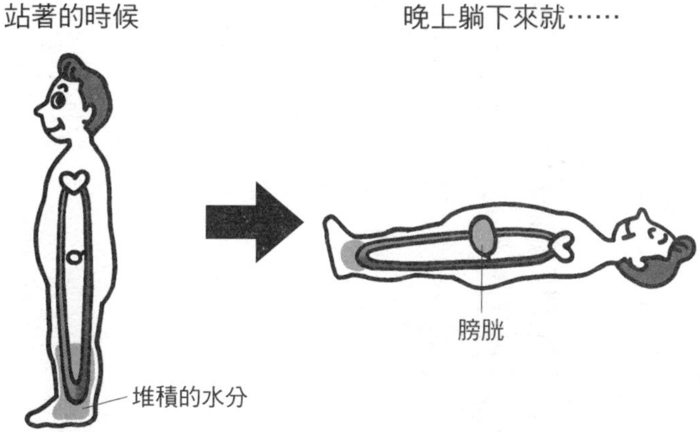


肌肉衰退以後，幫浦機能會減弱，導致水分堆積在下半身。

若是維持這樣的狀態躺了下來，水分就不再受地心引力的影響而回到血液當中，成為尿液進入膀胱，晚上就很容易醒過來上廁所。

這些幫浦的機能衰退，就沒辦法抵抗地心引力，像年輕時一樣可以將血液由下方往上送回。如此一來水分會從血管中漏出，然後堆積在小腿當中形成「水腫」。

水分原先堆積在小腿裡，但是晚上睡覺的時候因為躺了下來，這些水分失去地心引力的影響，便再次回到血管中，流經心臟、腎臟以後成為尿液進入膀胱。為了要將這些尿液排出，就會不斷醒來上廁所。

Q

# 48 夜間頻尿和「白天站著工作」有關，是真的嗎？

A 是的，如果站著工作，小腿很可能會堆積水分導致夜間頻尿。

聽說白天站著工作和夜間頻尿有關，或許有很多人會大感驚訝。

要讓血液循環至全身，負責幫浦工作的就是心臟和小腿等處。但是如果站著工作，很少行走或者沒什麼機會讓腳踝動一動的話，小腿就很難發揮幫浦機能，而應該要從小腿被推回心臟的血液也就會滯留在小腿當中，可能造成水腫。到了晚上躺下來的時候，小腿裡的水分失去重力的影響、回到血管當中，就會成為尿液排到體外。因此半夜自然得起來上廁所。

**水腫是女性特別容易感到困擾的症狀。若是腿部水腫導致夜間頻尿，那麼可以在傍晚去運動一下，或者穿彈性襪等，藉此預防、改善水腫，就比較不容易在半夜醒來上廁所，還請嘗試看看。**

## Q 49 夜間頻尿和「減鹽」有關係嗎？

**A** 是的，「食鹽量」和「尿量」有相當密切的關係。

聽到要「減鹽」，應該很多人會聯想到這是高血壓的人要多注意的事情。但其實每日攝取的「鹽量」和「尿量」的關係相當密切，因此在夜間頻尿問題上也要多加注意。

第一個理由是「攝取太多水分」。如果吃了太鹹的東西，就會覺得非常口渴，因此不小心攝取了太多水分，這樣就會造成夜間頻尿。

另一個理由則是「身體為了將鹽分排出體外，大量製造尿液」。人體為了保持一定的濃度，因此在結構上會將過量攝取的鹽分設法排出體外，而這時候就會把多餘的鹽分以尿液的形式排出。也就是說，**如果體內的鹽分到了晚上還是相當多，為了要把這些鹽分排出，身體就會製造尿液，結果就得要在半夜起來上廁所。因此，就算沒有高血壓，也必須減鹽。**

若是因為夜間頻尿感到困擾，可以在餐飲的菜單選擇或者烹調方法上多下功夫，試著減少鹽分。

Q

# 50 聽說「高血壓」是造成夜間頻尿的原因?

A 高血壓會增加夜間尿量，造成夜間頻尿。另外，其實高血壓的藥物，也有可能引發夜間頻尿。

會引發夜間頻尿的原因主要有三，當中一個就是「夜間尿量多」。那麼為何夜間尿量會增加呢?其實也和高血壓有關係。會這樣說，是因為日本大部分的高血壓患者，會由於當事人用餐及藥物的影響而使夜間尿量增加。

若是在餐飲中攝取了過多食鹽，身體為了保持一定濃度，就必須將那些食鹽以尿液形式排出體外。

但是**日本較為普遍的情況是「吃得太鹹而引發的高血壓」患者，由於實在吃太多鹽巴了，身體沒有辦法在白天就把這些鹽分以尿液排出。因此身體會試著在夜間一樣製造大量尿液來排出鹽分，結果就是半夜醒來上廁所。**

另外，這種情況下為了要將鹽分以尿液形式排出體外，就必須要提升血壓，因此睡覺的時候，血壓依然很高。這被稱為「夜間高血壓」，目前已知這種情況會提高腦中風及心肌梗塞的風險，因此就這方面來說，減鹽對高血壓的人來說真的非常重要。

另外，治療高血壓時普遍會使用一種叫做「鈣離子阻斷劑」的藥物，這種降壓藥也會產生影響。**這種藥物一般被認為是副作用較少、安全的藥物，但其實目前已知對於夜間頻尿者來說並非如此。**身體原本會提升血壓讓鹽分以尿液的形式排出體外，但由於這種藥物會降低血壓，因此身體連白天的時候也無法將血壓拉高，結果就是體內的鹽分沒辦法充分以尿液形式排出。若是因為吃了太多鹽巴而造成高血壓，那麼這種人為了持續排出體內殘留的鹽分，便會在夜晚仍持續製造尿液，如此一來晚上的尿量反而增加，也就成了夜間頻尿。

高血壓是日本人在生活習慣病當中患者數量最多的疾病，根據厚生勞動省的調查資料顯示，人數甚至高達四千三百萬人。因此想來為夜間頻尿而苦的人當中，可能也有很多人的原因是高血壓。若是苦於夜間頻尿的高血壓患者，建議您務必與目前的主治醫師商量一下。

# Q51 聽說「糖尿病」會造成夜間頻尿，是真的嗎？

**A** 是的。糖尿病患者因為容易感到喉嚨乾渴而喝許多水，如此便會造成夜間頻尿。另外，這也和糖尿病用藥有關係。

引發夜間頻尿的主要原因之一是「尿量過多」。也就是除了晚上以外，白天尿量也很多，一樣會造成夜間頻尿。而與這種情況相關的病因正是「糖尿病」。

糖尿病初期的自覺症狀之一是「喉嚨乾渴」。這是由於糖尿病會造成血中糖分增加，而身體希望能使用大量水分將體內的糖一起以尿液形式排出。**因此排尿量和排尿次數都會增加、身體進入脫水狀態，結果喉嚨更加乾渴而一直喝水，於是排尿量又更多了。**

像這樣「多喝．多尿」是糖尿病的典型特徵。因此無法順利控制血糖值的人，不是只有晚上多尿，白天也會很多尿，有日夜都頻尿的傾向。這種情況下，最重要的就是控制血糖值，因此必須先和主治醫師商量。

順帶一提，白天晚上尿量都多的原因，除此之外還有很平常的「水分攝取過量」的情況，這也一樣會引發白天晚上都頻尿。

而另外，糖尿病造成的夜間頻尿，並非只有多喝、多尿的情況。**雖然負責治療糖尿病患者的醫師們大多還不清楚這件事情，但其實糖尿病的治療藥物也有引發夜間頻尿的狀況**。有一種比較新的藥物，名稱是「ＳＧＬＴ２抑制劑」，雖然不是對所有人的身體都會產生影響，但是有些人服用後可能會因此出現夜間頻尿。

「ＳＧＬＴ２抑制劑」大多是開給肥胖類型糖尿病患者的藥物，功效是為了將身體內的糖分排出而製造尿液。因此，若是這個藥物的效果持續到夜間，那麼身體就會在半夜繼續製造尿液，也就會必須起來上廁所。

除了糖尿病這個疾病本身以外，治療用的藥物也可能引發夜間頻尿，因此罹患糖尿病而且苦於夜間頻尿的人相當多。若原因是在藥物，有很多人只要更換藥物之後就能夠解決夜間頻尿問題，因此不要心想著尿尿這種事情很難開口，覺得有困擾就請務必向自己的主治醫師商量。

# Q 52 和夜間頻尿有關係的疾病有哪些？

**A** 除了高血壓和糖尿病以外，還有「心臟衰竭」、「腎臟病」等，都可能引發夜間頻尿。

夜間頻尿經常會和某些疾病相關。除了過動性膀胱或攝護腺肥大等泌尿器官相關的疾病以外，還有一些和心臟與血管相關的循環系統疾病也會引發夜間頻尿。最主要的就是Q50、51提到的高血壓和糖尿病，**除此之外還有「心臟衰竭」與「腎臟病」等。這些疾病的特徵就是造成身體在原先不太製造尿液的夜間也繼續製造尿液，因此而增加了尿液量。**

為何心臟衰竭會增加尿液量呢？這是和心臟的幫浦功能有關。如果心臟衰竭，那麼心臟的幫浦功能會減退，如此就很難將血液充分送到全身。這樣一來，以小腿肚為中心、距離心臟較遠並且很容易受到地心引力影響的下半身，要將血液往上推的力道也會減弱，這樣便會形成水腫。

以水腫形式堆積在下半身的水分，到了晚上躺平在床上以後，就會再次回到血管，然後以尿液的形式被排到體外。因此夜間尿量增加，就會起來上廁所。這種情況下可以使用利尿劑，讓身體在白天就把水分排出，便可改善夜間頻尿的情形。

另外，腎臟病也和夜間頻尿有關。所謂腎臟病，指的就是製造尿液的重要器官——腎臟功能出現問題的疾病。當中最具代表性的是慢性腎臟病，這是起因於高血壓或糖尿病長時間傷害血管而引發的疾病，近年來患者有增加的趨勢。

腎臟功能衰弱導致夜間頻尿的理由，是由於「無法好好濃縮尿液」。一般來說，我們的身體為了讓自己不必半夜爬起來上廁所，會盡可能濃縮尿液，讓尿液量勉強維持在膀胱的容量內。但若是腎臟功能衰退，就沒辦法好好濃縮尿液，會製造出很多稀薄的尿。結果就是夜間尿量增加、超過了膀胱的容量，自然會想要起來上廁所。

**現況來說，腎臟功能衰退導致夜間頻尿問題，並沒有什麼妥善的治療方式。就這方面來看，也可以說血壓或者血糖值高的人，最重要的就是好好控制數值，以維持腎臟功能。**

## Q 53 常聽到「過動性膀胱」，這和夜間頻尿有什麼關係？

**A** 有些人的夜間頻尿和過動性膀胱有關，但也有人是與此並無關係的。

應該有不少人在書籍或電視節目提到頻尿或者漏尿等「排尿問題」時，就聽到什麼「過動性膀胱」。所謂過動性膀胱是老化帶來的疾病，據說四十歲以上的人當中每八人就有一人具有過動性膀胱的症狀，會突然想去上廁所、漏尿、頻尿等等，特徵就是很容易發生各種排尿問題。因此當然會有人覺得，苦於夜間頻尿的人晚上起來上廁所的原因是過動性膀胱。**但是，夜間頻尿的成因種類繁多，也可能與過動性膀胱毫無關係。**因此，夜間頻尿問題最重要的還是要先確定原因。

那麼，過動性膀胱與夜間頻尿有關的案例又是什麼樣的情況呢？一般就是除了晚上起來上廁所以外，還會出現忽然猛烈想上廁所等其他排尿問題。膀胱為了儲存尿液會放鬆、而尿道會收縮；排尿的時候膀胱會收縮、尿道則擴張。過動性膀胱就沒有辦法這樣順利連動，因此引發相關症狀。**膀胱內只儲存了少量尿液卻開始收縮，就會立刻想要去上廁所。如果這種狀況持續到夜間，就會變成夜間頻尿。**

## 【發生過動性膀胱的機制】

正常的膀胱　　過動性膀胱

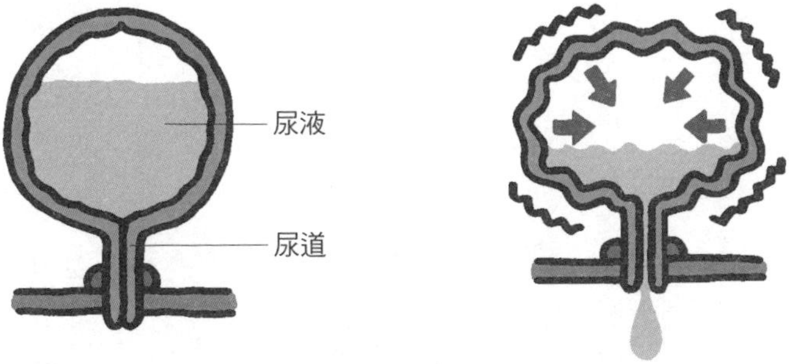


膀胱會放鬆得以儲存尿液，儲存到一定程度以後就會開始收縮，而尿道也會擴張開來進行排尿。

只儲存了少量尿液，膀胱卻開始收縮而引發強烈尿意，甚至可能會漏尿。

過動性膀胱的成因包含老化造成膀胱失去彈性而變小、收縮尿道的尿道括約肌或者骨盆底肌肉力道衰弱等。另外，以男性來說還有可能是因為「攝護腺肥大」。若是很在意頻尿症狀，請先使用一一七頁的檢查表進行自我檢查。

# Q 54 是否為「過動性膀胱」，能夠自己檢查嗎？

**A 可以。請使用左頁的自我檢查表來檢查看看，若是分數很高，就有可能是過動性膀胱。**

如果覺得自己可能是過動性膀胱，可以使用左頁自我檢查表來檢查一下。這個表格被稱為「過動性膀胱症狀問卷（OABSS）」。若是因為夜間頻尿而前往求診，醫生會先進行問診，若懷疑可能是過動性膀胱，通常就會使用這張表格來檢查。

這張檢查表是請患者**根據問題，挑選最近一週自己排尿狀況最接近的答案。**結果若是合計分數在三分以上，那就會判斷可能是過動性膀胱。另外，第三個問題是過動性膀胱最具特徵的症狀，因此「Q3為二分以上」那麼可能性就相當高了。不過這張檢查表的判斷結果也只是一個參考標準。就算是檢查表結果分數很低的人，若是相當在意自己的症狀，最好還是前往醫療機關求診。

## 過動性膀胱自我檢查表

請選擇最接近你這一星期狀態的答案，並且將分數加總。

**Q1 早上起床到睡覺以前上了幾次廁所？**

- 7次以下…0分
- 8～14次…1分
- 15次以上…2分

**Q2 晚上睡覺以後到早晨起床為止，為了上廁所而起床幾次？**

- 0次…0分
- 1次…1分
- 2次…2分
- 3次以上…3分

**Q3 是否曾經忽然非常想要上廁所，而且難以忍耐？**

- 無…0分
- 1週不到1次…1分
- 1週1次以上…2分
- 約每天1次…3分
- 1天2～4次…4分
- 1天5次以上…5分

**Q4 是否曾經忽然非常想要上廁所、無法忍耐結果漏尿？**

- 無…0分
- 1週不到1次…1分
- 1週1次以上…2分
- 約每天1次…3分
- 1天2～4次…4分
- 1天5次以上…5分

↓

若**Q3為2分以上**，而且**合計分數在3分以上**，

**就有可能是過動性膀胱。**

5分以下為輕微、6～11分為中等、12分以上就是重症。

Q
# 55
## 聽說有男性特有的原因，那是什麼？

A
原因是四十歲以後患者數量增加的「攝護腺肥大」，此疾病可能引發夜間頻尿。

可能有不少男性曾經聽聞泌尿器官疾病當中，有一種「攝護腺肥大」的問題。有報告指出，五十五歲以上男性中，每五人中就有一人攝護腺肥大，也就是可以推測日本大約有四百萬人有攝護腺肥大問題。其實也有許多病例顯示，攝護腺肥大會造成夜間頻尿。

攝護腺是個大小約如核桃的生殖器官，位置在膀胱出口、包圍著尿道。攝護腺大多會在四十歲前後緩緩變大，到了六十～七十歲，幾乎所有男性都有攝護腺肥大的現象。攝護腺肥大會壓迫到它所包圍的尿道，因此排尿會變困難，還可能引發漏尿等，對於排尿有一定程度的影響。另外，症狀之一就是經常跑廁所的頻尿現象。同時攝護腺肥大會導致尿道狹窄，因此而刺激到膀胱，也可能造成過動性膀胱，因此**男性的過動性膀胱有大半都是攝護腺肥大造成的。若因為過動性膀胱而苦於夜間頻尿，那麼通常會優先治療攝護腺肥大的問題。**

## 【攝護腺肥大引發問題的機制】

正常的攝護腺　　　　攝護腺肥大

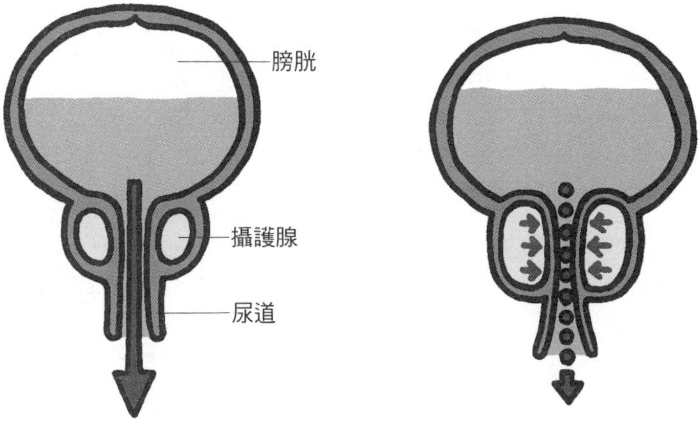


攝護腺是一種男性獨有的器官，位於膀胱之下、包圍著尿道。

攝護腺變大以後，就會壓迫尿道，使尿道變窄，造成排尿力道變弱等，對排尿造成影響。

主要會採用藥物治療，若是效果不好或者症狀嚴重，也可能會選擇採用手術治療。另外，通常會建議同時治療攝護腺肥大和過動性膀胱。

男性的夜間頻尿經常會在治療攝護腺肥大之後有所好轉。

Q
# 56 是否為「攝護腺肥大」，能夠自己檢查嗎？

A 可以。分數越高則疾病情況越嚴重，建議向專業醫師求診。

「攝護腺肥大」是會隨老化而愈發嚴重的疾病。據說五十五歲以上的男性當中，每五人就有一人有攝護腺肥大的症狀。要讓高齡男性自行確認是否罹患攝護腺肥大，就要使用左頁的檢查表。

**這張檢查表被稱為「國際攝護腺症狀評分表（IPSS）」，會具體詢問最近一個月的「排尿力道」和「殘尿感」等問題。**檢查表的合計分數在七分以下為「症狀輕微」、八～十九分則為「中等程度症狀」、若在二十分以上就會判斷是「症狀嚴重」。

不過，實際上診斷攝護腺肥大的時候，會使用這張評分表加上調查攝護腺大小等結果來進行判斷。若是有些在意症狀，還請儘早前往醫療機關求診。

## 攝護腺肥大自我檢查表

針對下列問題，請在六個情況當中選擇最接近你這一個月以來狀態的敘述，並且將分數加總起來為最後分數。

- 完全沒有…0分
- 5次中不到1次…1分
- 2次中不到1次…2分
- 2次中大概有1次…3分
- 2次中可能會超過1次…4分
- 幾乎每次都是…5分

**Q1** 排尿後覺得還是沒尿乾淨？

**Q2** 是否曾經在排尿後2小時以內，覺得還是得要再上一次廁所？

**Q3** 排尿的時候，是否曾經斷斷續續？

**Q4** 是否發生過難以忍受尿意的情況？

**Q5** 排尿力道是否有減弱的感覺？

**Q6** 是否曾經為了開始排尿而用力？

**Q7** 晚上睡覺到早上起床以前，是否很常為了排尿而起床？（請由下列選項選擇）

- 0次…0分
- 1次…1分
- 2次…2分
- 3次…3分
- 4次…4分
- 5次以上…5分

0～7分者症狀輕微；8～19分為中等程度症狀；

**20～35分則判斷可能症狀嚴重。**

（除了上列問題以外，有時會加上「QOL評分表」詢問若是現在狀態持續下去的感受）

Q 57

# 女性夜間頻尿的原因大多為何？

A 以女性來說，大多是「過動性膀胱」造成夜間頻尿。

以女性夜間頻尿的原因來說，若是有突然想去上廁所的迫切尿意感，那麼大多是「過動性膀胱」。根據日本排尿機能協會的調查指出，四十歲以上的女性晚上要起來上一次廁所的比例約為百分之六十六．九、三次以上者為百分之十．六，且比例會隨年齡增長而增加。另外，四十歲以上的女性有過動性膀胱症狀者佔了百分之十．八，這個比例也會隨年齡增加。若是除了晚上會起來上廁所以外，還有白天突然非常想跑廁所等症狀，那麼最好前往醫療機關求診。

若是並無白天頻尿困擾，只有夜間會這樣，而夜間單次排尿量較多的話，那麼就有可能是潛在性的鬱血性心臟衰竭或者睡眠呼吸中止症。另外，如果整天頻尿但是沒有迫切尿意感的話，那有可能是喝太多水了。

**以女性來說，可能有許多人不太願意為了排尿問題去醫院求診，但其實很多女性都有排尿問題。最重要的還是不要自己煩惱，應該好好找醫生商量才是。**

Q
# 58

## 「寒冷」易導致夜間頻尿？

A 若是臥室裡過於寒冷，可能也容易引發夜間頻尿。

曾經聽患者說過「到了冬天就很容易跑廁所」。那麼，寒冷是否會造成夜間頻尿呢？確實是有這個可能性，但目前並沒有相關統計數據可以證明此事。只是從幾個調查當中，我們可以認定快速的溫度變化若造成身體冰冷，的確有可能引發夜間頻尿。比方說若是冬天從溫暖的房間移動到寒冷的臥室去睡覺，那麼就有可能因為溫度變化而造成夜間頻尿。這種情況下，最重要的就是盡可能下點功夫讓身體不要受到急遽的溫度變化影響。

比方說，**冬天的時候可以在上床睡覺前三十分鐘去洗澡，讓體內打從核心溫暖，在這種狀態下進入被窩。**實際上也的確曾聽患者說過，若是在睡覺前去洗澡的話，起來上廁所的次數就會減少。

另外，或許也可以在睡覺前就先開暖氣，讓臥室變得比較溫暖一些。若是天氣冷就很容易半夜起來上廁所，或許可以試試這些方法。

Q

# 59

# 「女性荷爾蒙」和夜間頻尿有關嗎？

A 女性荷爾蒙減少之後可能會造成夜間頻尿。

女性到了五十歲前後，便會由於停經而使得女性荷爾蒙減少。也因此可能會苦於頭痛、暈眩、心悸等各種症狀，有些人也會出現排尿相關的問題。

**女性荷爾蒙的功效之一是讓尿道及其周邊肌肉維持一定的彈性，因此荷爾蒙減少以後，控制排尿的骨盆底肌肉也很容易跟著鬆弛。**骨盆底肌肉是在膀胱和子宮等器官下方，支撐它們的肌肉，如果鬆弛就會無法好好收緊膀胱出口或者尿道，因此可能引發漏尿或者頻尿等排尿相關問題，也會導致「過動性膀胱」這類疾病。

一旦成為過動性膀胱，就算膀胱當中只儲存了少許尿液，也會馬上活動而讓身體有強烈尿意，如此一來夜間起床上廁所的次數也會增加。

由於女性荷爾蒙減少而變得有些鬆弛的骨盆底肌肉，可以靠著骨盆底肌肉訓練來鍛鍊強化，還請務必嘗試看看。

## Q 60 生產後的排尿困擾如何改善？

A 建議採用鍛鍊骨盆底肌肉的自我保養方式。

女性除了停經造成女性荷爾蒙減少以外，也會由於懷孕及生產造成骨盆底肌肉鬆弛的狀況。由於懷孕期間羊水、胎盤和胎兒的重量都會對骨盆底肌肉造成負荷，生產時嬰兒的頭部又要在骨盆底肌肉擴張的情況下才能出來，因此這些肌肉會有相當大的伸展。

若是生產時對於骨盆底肌肉造成傷害卻放著不管，那麼老化的時候肌肉衰退，甚至可能造成打個噴嚏或者為了什麼而在腹部稍微用力就會漏尿，這種症狀稱為「腹壓性尿失禁」。實際上四十歲以上的女性約每三人中就有一人曾經有漏尿經驗，而且據說女性漏尿有八成都屬於腹壓性尿失禁。

**若是不予理會，除了尿失禁以外還會在白天也開始頻尿、當然也可能需要晚上一直跑廁所。**面對骨盆底肌肉鬆弛，可以採用醫師推薦的自我保養方式，還請務必嘗試（P28～29）。

## Q 61

# 只要熟睡，就能改善夜間頻尿？

**A** 是的，若是由於「淺眠」造成夜間頻尿，那麼只要改善睡眠，起床上廁所的次數也會減少。

苦於夜間起來上廁所的人當中，應該有很多人認為自己是「睡到一半想去上廁所而醒過來」吧。但其實有些人並非想上廁所而醒過來的。

也就是說，**很可能並非因為尿意而醒來，是因為睡眠太淺而醒了過來，然後順便去上廁所。但是當事者因為沒有發現自己淺眠，所以誤以為自己是「想上廁所而醒過來」。**

那麼，為何睡眠會過淺呢？最大的原因就是「老化」。銀髮族和自己年輕時相比，白天的活動量較少、又或者是睡眠相關的荷爾蒙變化，很容易使得睡眠變淺、或者時間變得相當短。因此很可能睡到一半就醒了過來，膀胱也因此受到刺激，結果就會去上廁所。

另外，淺眠的原因並不是只有老化。比方說下面所提出的，都是會妨礙睡眠、造成「睡眠障礙」的疾病，因此也會淺眠，結果引發夜間頻尿。

◎失眠

◎睡眠呼吸中止症

◎不寧腿症候群

◎週期性肢體抽動症

一邊打呼卻又暫時停止呼吸；或者腿有腫癢癢的異常感；腳指或者腳踝、膝蓋等處會擅自動起來而無法成眠的話，很可能是有上述疾病，請前往睡眠專科醫師處求診。在這種情況下，醫生會優先治療那些疾病。

**另外，高齡者相當容易因為「淺眠」而引發夜間頻尿，而夜間頻尿又會使睡眠更加短淺，進而陷入惡性循環，因此最重要的就是確定是否有什麼因素造成睡眠短淺。**

Q

# 62

## 「失眠的程度」可以自己檢查嗎？

A 是的，這非常簡單。檢查一下若是自己的分數很高，那麼就有可能是失眠。

「淺眠」是夜間頻尿的原因之一。想了解自己睡眠的情況，可以使用失眠自我檢查表來進行檢查，如果覺得自己有淺眠的可能，還請務必使用這個檢測作確認。

左頁的檢查表是「阿森斯失眠量表（ＡＩＳ）」。請選擇過去一個月內，至少每星期發生三次以上的選項。表格中會具體詢問花了多少時間睡著、是否提早醒過來，還有白天的睡意及生活品質等與睡眠相關的問題。

**檢查表的分數越高，就越有失眠的傾向，可以先採用P94的「改善睡眠的夜間頻尿自我保養十個方法」來進行自我保養，若是日常生活已經產生障礙，那麼請盡快向醫療機構求診。**

## 失眠自我檢查表

**請選擇在這1個月內，每星期至少發生過3次以上的選項，然後將分數相加。**

### Q1 上床以後會花多少時間睡著？

- 一直都很好睡… 0 分
- 比平常多花了點時間… 1 分
- 比平常多花了不少時間… 2 分
- 比平常多花了很多時間，或者是幾乎沒睡著… 3 分

### Q2 半夜會醒過來嗎？

- 沒有造成問題… 0 分
- 覺得有點困擾… 1 分
- 頗為困擾… 2 分
- 非常嚴重，或者是幾乎沒睡著… 3 分

### Q3 是否比預定起床的時間還要早醒過來，而且之後就睡不著了？

- 沒有發生這種事情… 0 分
- 稍微早了點… 1 分
- 早蠻多的… 2 分
- 早太多了，或者是幾乎沒睡著… 3 分

### Q4 睡眠時間充足嗎？

- 相當充足… 0 分
- 有點不夠… 1 分
- 實在不太夠… 2 分
- 完全不夠，或者是幾乎沒睡著… 3 分

下頁請繼續作答。

**Q5** 整體睡眠品質感覺如何？

- 很滿意… 0 分
- 有點不滿意… 1 分
- 相當不滿意… 2 分
- 非常不滿意，或者是幾乎沒睡著… 3 分

**Q6** 白天的心情如何？

- 跟以往差不多… 0 分
- 有點消沉… 1 分
- 頗為消沉… 2 分
- 非常消沉… 3 分

**Q7** 白天的身體和精神上活動狀態如何？

- 跟以往差不多… 0 分
- 有點低落… 1 分
- 頗為低落… 2 分
- 非常低落… 3 分

**Q8** 白天會不會想睡覺？

- 完全不會… 0 分
- 有一點… 1 分
- 頗為想睡… 2 分
- 非常嚴重地想睡… 3 分

0～3分不需要擔心有失眠問題；
4～5分有**一點失眠的可能性；**
**6分以上則失眠的可能性相當高。**

# 第 4 章

關於 診察・診斷 的11個疑問

Q

## 如果去了醫院，醫生會問什麼？

A

一定會問有沒有夜間頻尿以外的其他排尿相關困擾問題。

# Q 63 因為夜間頻尿而去了醫院之後，會做些什麼？

A 最重要的是由於什麼原因而要半夜起來上廁所，因此除了問診以外，也可能會請病患寫「排尿日記」。

為了「晚上起床上廁所這種小事，特地跑醫院太誇張了」、「畢竟是年紀大了，去醫院應該也不會改善吧」，或許有很多人會有這類想法，但若是半夜一直起床上廁所，很容易變成睡眠不足、無法集中做家事或者工作，有些情況下甚至可能因此而發生意外，相當危險。所以若是用P16～17的自我檢查表得到「請前往醫院就診」結果的人，最好還是去一趟醫院。去了醫院以後醫生會進行詳細的問診，也會安排一些檢查。

首先問診方面，**會詢問「夜間頻尿的狀態」和「夜間頻尿以外的排尿困擾」等問題。夜間頻尿會依其成因採用不同的治療方式，因此要先找出原因。**醫生也會詢問目前是否有治療中的疾病、又或者是先前曾經罹患過什麼疾病、目前正在服用哪些藥物等。若是夜間頻尿專門的泌尿器官科，可能會請病患寫個二～三天的「排尿日記」，讓患者在下次診療時將日記帶過來。

還會觀察病患的小腿是否有水腫，也會視情況請患者躺到診療台上。這是由於銀髮族的夜間頻尿患者，許多人的小腿都有水腫。因此可能會接觸小腿來確認水腫的情況。若是由於咳嗽或打噴嚏等，施加壓力就「漏尿」的話，也會請病患躺到診療台上實際咳嗽或者打噴嚏看看，來確認骨盆底肌等肌肉的狀態。

**檢查當中大多數會「驗尿」**。尿液本身當中含有相當多資訊，調查尿液就可以推測是否罹患疾病。除此之外，依需求可能會需要做血液檢查、超音波檢查、殘尿測量等。這些檢查可以確認求診者是否有腎功能問題、有無膀胱癌，又或者是過動性膀胱、攝護腺肥大等泌尿器官的疾病。

大多數情況下只要使用一般診療和檢查就能夠確定這方面的情況，因此若苦於夜間頻尿，還請前往醫療機關就診。

Q

# 64

## 因為是排尿的問題會覺得有點丟臉，自己會被問些什麼？

A

除了夜間頻尿以外，也會詢問是否會突然就想去上廁所、或者是否有漏尿等，以及其它排尿相關的煩惱。

問診的時候除了排尿的次數、時間和尿量等排尿狀態以外，還會問下列問題——

**①是否只有夜間頻尿？**

**②除了夜間以外，白天也會頻尿嗎？**

**③若白天晚上都會頻尿，那麼還有沒有其他排尿相關問題？**

這三個問題當中，端看病患屬於哪種情況，就能夠推測夜間頻尿的原因。

若是「只有夜間頻尿」那麼就是「夜間尿量過多」或者是「淺眠」等因素造成；若是「除了夜晚之外、白天也頻尿」的話原因可能是「尿量過多」；若「除了日夜都頻尿以外，還有其他排尿問題」的話原因就有可能是「膀胱無法好好儲存尿液」。

頻尿以外的排尿問題，舉例來說有「忽然想要去上廁所」、「曾經因為咳嗽或打噴嚏就漏尿」、

「排尿的時候感到疼痛或不舒服」等等。

以男性來說，也會詢問「排尿的時候力道是否減弱了」、「排尿之後是否會慢慢滲出漏尿」等問題。若是有這類症狀，就有可能是「攝護腺肥大」。

另外，夜間頻尿會讓人無法在晚上睡飽，因此白天會很想睡覺，問診有時候也會詢問相關問題。最好能夠告訴醫師，自己睡眠不足大概是何等程度、是否對日常生活造成影響等。

夜間頻尿有時與全身疾病都有關係，因此也會詢問「以前曾經罹患什麼疾病」。另外也有些藥物可能引發夜間頻尿，所以醫師也會詢問目前是否有服用藥物、服用的是什麼藥物，又或者過去曾經服用過哪些藥物等。

**詳細詢問症狀及所遇到的排尿煩惱，才能夠了解原因及妥善治療，因此或許這些問題會令人感到有些害羞，也還是要盡可能詳細回答醫師。**

## Q 65 有沒有去醫院之前可以先做的準備工作？

**A 可能會是藥物造成影響，因此請帶著「藥物筆記」。**

夜間頻尿可能是受到疾病或者藥物的影響，因此先將自己罹患的疾病和服用的藥物紀錄下來，診察的時候也會更順利。藥物方面，若有「藥物筆記」可以知道過去服用的藥物，那麼就直接攜帶去醫院。沒有的話就把藥物本身帶過去，或者是藥局提供的明細也可以。

另外，關於「①只有夜間頻尿」、「②白天夜晚都頻尿」、「③除了日夜頻尿以外還有其他排尿問題或煩惱」這三個選項當中，也可以先思考一番，確認自己符合哪種情況、自己夜間頻尿的狀況又是如何。晚上起來上廁所也會造成白天嗜睡，有很多人會誤以為這是最大的問題，可能仔細想想才發現自己白天也很常去廁所。如此一來，就會是「白天夜晚都頻尿」，原因和治療方式都與其他情況不一樣，

**因此「三項當中符合哪一種情況」是相當重要的。還請事前冷靜的思考一下自己的排尿狀態。**

# Q66 「排尿日記」事先做好再帶過去比較好嗎？

A 如果有排尿日記將會大有幫助，但是沒有也沒關係。

或許會有人覺得寫排尿日記非常麻煩，不過其實只要寫個一～二天的紀錄，就能夠了解排尿傾向，因此如果寫好了帶去給醫生，就能夠推測原因、也比較容易決定治療方式。如果由於夜間頻尿求診，通常醫師也會請病患寫排尿日記。

若是覺得「排尿日記真的太難懂了」那麼也沒有關係。就算不寫日記，只要在自己所知範圍內稍微記一下**「一天大概去了幾次廁所」、「當中有幾次是在睡覺的時候去的」、「一天之內大概攝取多少水分」等，將筆記帶去醫院即可。**另外，如果有「曾經漏尿」、「排尿不順」、「忽然就會想去上廁所」等夜間頻尿以外的排尿煩惱問題，那也請記下來一併帶去。若是有漏尿，那麼也請記下是在什麼情況下漏尿的。越是能夠詳盡紀錄排尿的狀況以及症狀，對於診療有越大幫助。

Q 67

## 以前醫生沒有叫我寫排尿日記耶？

A 之後很可能就會需要寫了。

確實以前若是前去醫院，可能也不會被告知需要寫「排尿日記」。理由大多是只要靠檢查或者問診的結果，知道是「原因是膀胱無法好好儲存尿液」或者「理由是淺眠」等，就可以使用適當藥物來配合症狀進行處方，因此就算特地請病患寫下排尿日記，知道「夜間尿量過多」，也沒有特別的藥物可以使用。

**但是男性自從二〇一九年起可以使用一種名為「去氨加壓素（DDAVP）」的全新藥物，能夠處方給夜間尿量過多的人。**雖然高齡者使用時必須多加留心，但這是有其效果的藥物。要開出這種藥物做為處方，必須根據排尿日記，診斷確定是夜間尿量多的類型病患。另外，在二〇二〇出版的夜間頻尿最新指導手冊當中也寫著「泌尿器官科的專門醫師請使用排尿日記」。因此想來今後醫院應該會比以往更常請患者寫排尿日記。

# Q 68 我有其他疾病。是否應該與原先的醫師商量？

**A** 若本身有下列疾病，請先與原先的主治醫師商量。

夜間頻尿的成因包含許多種類的疾病。就算乍看之下和自己原有的疾病毫無關係，也可能是與全身健康狀態密切相關。

因此，**若是有下列疾病當中的任何一項，還請先向原先求診的醫師商量自己有夜間頻尿困擾的問題。**若是原本的主治醫師判斷需要泌尿科醫師的話，就會為病患介紹。

◎高血壓
◎糖尿病
◎睡眠呼吸中止症等睡眠相關障礙
◎腦中風
◎心臟衰竭等心臟相關疾病
◎慢性腎臟病等腎臟相關疾病

# Q 69 為了夜間頻尿問題前往醫院，大概要花多少錢？

**A** 一般性檢查負擔一成，約為日幣幾百元左右*。

*譯注：這裡的點數與金額係以日本醫療系統而定。

若去醫療機關求診夜間頻尿問題，會依據症狀進行診察，若是第一次前往醫院、進行一般檢查的話，診療報酬點數約如下列──

◎初診費用　二百八十二點
◎尿液檢查　六十一點
◎殘尿超音波檢查　五十五點

合計共為三百九十八點。診療報酬計算是一點十圓日幣，因此總金額為三千九百八十日圓，如果是負擔一成的話，在窗口支付的金額就是三百九十八日圓。

**如果由於醫師的判斷而進行多項檢查，又或者醫師開出處方藥劑，那麼就會產生其他費用，不過只負擔一成的情況下，應該也不會是太大的金額。**若是使用P16～17的自我檢查表發現自己屬於「建議前往醫院」的類型，還是請前往醫療機關求診吧！

## Q70 想去醫院進行診療，如何選擇適合的醫院？

### A 建議去診療科目當中有「泌尿器官科」的醫院。

夜間頻尿的成因有時相當錯綜複雜，因此建議前往診療科目當中有「泌尿器官科」的醫療機關求診會比較好。不過若是已經罹患特殊疾病之人（↓Q68），還是請您先向原本的主治醫師商量。

若是附近的醫療機關都沒有泌尿器官科、又或者不知道哪裡有，也可以先去詢問平常求診的醫師或者內科。在一般的內科，也可以將「晚上會起來上廁所好幾次」、「晚上變得很常去廁所、睡眠不足」、「白天很累」、「曾經漏尿」等問題、症狀和煩惱告知醫師，若是醫師判斷有其必要，就會介紹適當的泌尿器官科專門醫師給病患。

**如果希望向夜間頻尿專門醫師求診的話，也可以直接搜尋日本排尿機能學會網頁上的專門醫師清單。**因為人數並不是很多，因此專門醫師隸屬的醫療機關可能不在附近。這種情況下，還是請前往附近有泌尿器官科的醫療機關吧。

# Q 71 如果是女性，比較推薦女性專門的「泌尿婦科」嗎？

A 不，夜間頻尿的話比較建議前往一般泌尿器官科。

女性若是有排尿相關困擾，或許有很多人會前往產科或婦科等女性專門診療部門。

其實近年來日本也有越來越多醫療機關增設女性專門的泌尿器官科。在日文當中的稱呼是將泌尿器官科與婦科合併稱呼為「泌尿婦科」，診療的是泌尿器官與婦科領域的疾病。

女性的骨盆當中收放著膀胱、子宮等內臟，而支撐這些內臟的骨盆底肌肉會因為生產及老化而開始鬆弛，這些內臟便會由陰道口掉落而垂掛在外，也就是所謂的「骨盆器官脫垂」，這是女性特有的疾病，而**泌尿婦科大多是診療這類疾病，因此若是女性泌尿器官相關的疾病，那就應該向泌尿婦科求診。**

**但若是夜間頻尿的問題，還是建議尋找專業的泌尿器官科。**

## Q72 醫生介紹我去精神科？

**A 這是由於睡眠相關問題都是交給「精神科」或者「身心科」。**

應該有不少人和自己原先的主治醫師商量夜間頻尿困擾的時候，醫師介紹自己去精神科，因此而大感疑惑覺得「為什麼排尿的困擾要去精神科？」另外，當中應該也有很多人對於要前往「精神科」感到相當排斥。

但是還請放心。夜間頻尿的主要原因之一是「淺眠」，而這種情況下當然是要請睡眠專業醫師來為病人診治比較好。其實以睡眠煩惱來說，這些都是是屬於「精神科」或者「身心科」的專業領域。**精神科診療的疾病相當多，因此與睡眠問題相關的夜間頻尿，就是屬於精神科或者心理內科的範圍了。若是主治醫師介紹您前往精神科，也請安心求診即可。**

最近也有一些醫療機關設的不一定是精神科，而是由「睡眠門診」之類的診療科目來處理睡眠相關疾病。這類門診當中也有睡眠專業醫師，還請安心。

# Q 73 什麼情況下找睡眠專科醫師協助會比較好？

**A** 若是符合下列兩種情況，建議向專業醫師求診。

夜間頻尿相當重要的一點是次數，也就是起來上幾次廁所，但另外也相當重要的一點，就是上完廁所之後是否能夠馬上再次進入睡眠狀態。如果晚上起來上廁所，也能夠馬上睡著、因此不影響白天活動，那就比較不需要擔心，但若有下列兩種情況，很可能是睡眠本身有問題，最好是找睡眠的專業醫師商量一下比較好。

**◎睡著以後三小時內就起來上廁所**

**◎上完廁所以後超過一小時都睡不著**

在開始睡覺到三小時左右是睡眠最深沉的時候。因此若是睡著以後三小時以內就去廁所，就會妨礙深層睡眠，很可能根本沒有睡好覺。

另外，起床去了廁所以後若是超過一小時都還睡不著，就很容易睡眠不足，應該也很容易影響白天的活動，因此建議要向睡眠專業醫師求診。

# 第 5 章

關於治療的9個疑問

Q

## 我的夜間頻尿應該要如何醫治？

A

如果原因和疾病有關，
就要先治療那個疾病。

Q
# 74

## 夜間頻尿的「治療」有哪些？

A

不同原因的治療方式也不一樣，比方說可能採用「傍晚抬腿」等自我保養，也可能會使用藥物治療。

引發夜間頻尿的原因五花八門，**若是疾病造成的，那麼主要就要先治療該疾病。**比方說可能是猛然產生強烈尿意的「過動性膀胱」或者男性特有的「攝護腺肥大」等，若是這類與泌尿器官有關的疾病，只要治療這些疾病，夜間頻尿的狀況也會隨之改善。

晚上容易起來上廁所的原因並非一定是泌尿器官造成，高血壓或者糖尿病等疾病也很容易引發這種情況，如此一來就要在治療方面多注意控制血壓或者血糖值。

另外，有時候其實並非「因為想要上廁所而清醒」，而是因為老化或者睡眠相關疾病造成淺眠而醒過來，卻誤以為自己是「因為想要上廁所而醒了過來」。這種情況下，治療還是要以改善淺眠的狀態為主。只要睡眠夠深沉，晚上可能就不會那麼常起來上廁所了。

另一方面，**也有可能不是疾病本身，而是為了治療某些疾病而使用的藥物引發夜間頻尿的情況。**

比方說為了改善高血壓而使用的降壓劑、還有糖尿病的藥物等。若是這種情況，可以試著調整藥物種類，或者改變服藥時間等等，或許能夠減少夜間頻尿的次數。不過若是這類病患，還請先好好向主治醫師商量。

同時也有一些病例和疾病與藥物都沒有關係。比方說老化造成的肌肉衰弱。老化以後心臟和小腿等處的肌肉都會衰退，因此血液流到腳尖以後，將血液往上推的幫浦功能也會減弱，水分就很容易堆積在腳部。同時若是考量身體健康而飲用大量水分，也可能反而造成夜間頻尿。**像這類與疾病或者藥物都沒有關係的夜間頻尿，就會採用「傍晚抬腿」或者「彈性襪」、控制水分攝取等，以自我保養為主。**

治療夜間頻尿的方法，會因為引發夜間頻尿的因素而有所不同。最重要的就是確定夜間頻尿的成因以後再進行治療（↓Q40）。

Q 75

# 因「夜間尿量多」造成夜間頻尿的治療方式有哪些？

A 意外地很重要的事情是注意「不要攝取過量水分」。另外，「傍晚抬腿」和「彈性襪」等自我保養也很重要。

若是「原因為夜間尿量多」，先前其實並沒有特別優秀的治療方式。但是近年來根據研究結果的報告指出，採用自我保養以及改善生活的方式的效果相當好；另外以男性來說，也有功效還不錯的藥物可以使用。

以下介紹醫師建議的自我保養及生活改善方式——

**◎傍晚抬腿**

**◎彈性襪**

**◎傍晚做些散步等運動**

**◎不要攝取過量的水分和鹽分**

「傍晚抬腿」、「彈性襪」、「傍晚運動」這些自我保養方式，都是讓堆積在下半身的水分能夠於睡前就以尿液方式排出。

而「不要攝取過量的水分和鹽分」則是因為有些病患為求血液清爽而攝取了過量水分；或者是攝取大量鹽分導致身體試圖排出過量的鹽而增加了尿量。尤其是銀髮族當中有許多人會喝太多水，而且很多人根本沒有發現這件事情，因此要特別留心。

同時也要注意不能攝取太多酒精或者含咖啡因飲品。這些東西也會增加尿量，以夜間頻尿來說，要特別注意不能在傍晚以後攝取太多。

夜間尿量多的原因，也可能是和平常服用的藥物有關。**若是高血壓或糖尿病等疾病所服用的藥物引發夜間頻尿，那就先和主治醫師商量，或許可以更換藥物種類或者變更服用的時間。**

另外，**有種能夠減少尿量的藥物，雖然只有男性可以使用（↓Q87）**。若是採取自我保養又接受生活指導後依然沒有改善，有時醫師會決定使用此種藥物。

使用P16～17的自我檢查表或者排尿日記等確定自己的夜間頻尿「原因出在夜間尿量多」，而且又沒有其他疾病的話，還請務必嘗試P20～27介紹的自我保養及生活改善方式。

## Q 76

# 因「無法好好將尿液儲存在膀胱裡」造成夜間頻尿的治療方式有哪些?

**A** 大多會一開始就用藥物治療。另外,也很常建議病患採用鍛鍊骨盆底肌的體操等進行自我保養。

「無法好好將尿液儲存在膀胱裡」又叫做「膀胱蓄尿障礙」,若是因為膀胱蓄尿障礙引發夜間頻尿,那麼就有可能是只儲存了少尿量液在膀胱當中就會感受到強烈尿意的「過動性膀胱」,而男性還有可能是「攝護腺肥大症」。

這些疾病的主要治療方式如下——

**◎藥物治療**

**◎骨盆底肌訓練**

**◎排尿訓練**

**◎不要攝取過量水分**

若是膀胱蓄尿障礙，醫師大多會一開始便開出處方藥物。

比方說過動性膀胱有抗膽鹼劑、乙型交感促進劑；攝護腺肥大的話可以使用甲型交感神經阻斷劑或PDE－5抑制劑。攝護腺肥大很容易引發過動性膀胱，如果由於攝護腺肥大症而服用這些藥物，但依然有過動性膀胱的症狀時，就會並用抗膽鹼劑或乙型交感促進劑。

另外，過動性膀胱的原因之一是老化造成收縮尿道的肌肉變弱。要鍛鍊力道變弱的肌肉，就要採取骨盆底肌訓練。另外，畢竟是能夠儲存在膀胱的尿量減少了所以造成頻尿，因此也建議病患可以進行自我保養來增加能夠儲存在膀胱當中的尿量，也就是排尿訓練。正式名稱是叫「膀胱訓練」，就是靠自己的意志用力縮緊尿道括約肌、封閉尿道，慢慢增加能夠儲存在膀胱裡的尿量。

使用這些藥物搭配自我保養，同時注意「不要攝取過量水分」等改善生活的方式，來進行治療。

同時，會引發膀胱蓄尿障礙造成夜間頻尿的，並不只有過動性膀胱和攝護腺肥大症，也可能是「間質性膀胱炎」這種疾病造成的。若是這種情況，主要會採用藥物及飲食療法來進行治療。

Q

# 77 夜間頻尿會需要動「手術」嗎？

A 是的，若是嚴重的過動性膀胱等情況，就有可能會開刀。

夜間頻尿的治療以藥物或自我保養為主，但視情況也有可能會進行手術。

比方說若是「過動性膀胱」引發夜間頻尿，而且已經嚴重到無法使用藥物來改善的話，就有可能會採取「肉毒桿菌素膀胱內注射法」，將肉毒桿菌製作的毒素製劑注入膀胱壁內。注入肉毒桿菌素以後，膀胱的肌肉就會鬆弛，也就能夠儲存更多尿液。嚴重過動性膀胱的患者，還可以使用「薦椎神經刺激法」，這種治療方式是將一種類似心律調節器的裝置埋入體內。

以男性來說，若被診斷出「攝護腺肥大」，而且症狀嚴重到使用藥物之後仍然不見改善的話，也有可能需要進行手術。此時進行的手術會直接將過大的攝護腺切除。**但這必須是服用藥物也完全沒有效果才會這樣治療，不會一開始就說要開刀。**

Q

# 78

## 因「膀胱炎」造成夜間頻尿的治療方式有哪些？

A 若原因是間質性膀胱炎，那麼可以採用藥物或者飲食療法。

夜間頻尿的原因之一——「膀胱無法妥善儲存尿液」這點，大多是「過動性膀胱」或者「攝護腺肥大」等疾病造成的，而相當容易與這些疾病混淆的就是「間質性膀胱炎」。雖然這種疾病的發生率比過動性膀胱和攝護腺肥大來得少，但有些病患確實屬於此類。

間質性膀胱炎是膀胱的黏膜層崩毀，造成底下的黏膜下層（間質）發炎的一種疾病，有時候會引發白天頻尿或者是夜間頻尿。只要**尿液儲存在膀胱裡，就會覺得膀胱疼痛，而在排尿後，疼痛感就會變得比較輕微的話，就有可能是間質性膀胱炎。**

治療方面會並用抗膽鹼劑和抗過敏藥等多種藥物，若是無法改善，可能會施行膀胱水療擴張術，這是手術的一種。另外也會採用飲食治療。儘量不要飲食咖啡、紅茶、巧克力、酒精、番茄、柑橘類、辛香料等食物，可望減緩症狀。

# Q79 因「淺眠」造成夜間頻尿的治療方式有哪些？

A 失眠也有很多原因，可能是老化又或者是疾病造成的，因此會根據原因來採取對策及治療方式。

夜間頻尿的原因之一是「淺眠」，那麼為何睡眠會太淺呢？其實這也有很多種不同的成因。治療方式也會隨著原因而有所改變。

首先大部分人的情況是因為老化而造成睡眠節奏改變，結果睡眠也變淺了，因此晚上很容易醒過來。這種情況下，就要在早上的時候盡可能於固定時間起床，白天好好沐浴在陽光下，傍晚稍微做點運動等，**只要稍微改變生活習慣，夜間的睡眠就會比較深，也就不容易醒過來，因此首先會請大家先嘗試進行這類自我保養（↓Q39）。**

如果自我保養後狀況仍然不見改善，就會使用安眠藥。但最重要的是不能光靠安眠藥，還是要搭配改善生活習慣才行，畢竟若是沒有好好改變生活習慣，那麼安眠藥也無法充分發揮效果。

另外，也有可能是因為睡眠障礙等疾病影響造成淺眠。比方說「睡眠呼吸中止症」這種疾病，是在睡覺的時候停止呼吸十秒鐘以上，又或者是呼吸變得相當微弱，如此一來睡眠中的打呼會相當激烈，也會醒過來好幾次。治療方法有好幾種，當中一種被稱為「CPAP治療」，方法是在口鼻裝上面罩，連接一台機器直接送入空氣，藉此改善呼吸。

其他睡眠障礙還有「週期性肢體抽動症」，是睡眠中單腳或者兩腳會任意或者週期性抽動，導致當事者失眠；還有只要躺下來就會覺得腳有東西爬過的感覺、刺痛、發癢、疼痛等各種不適的「不寧腿症候群」。這兩種疾病基本上都採藥物治療，不過日常生活中的自我保養，比如說避免攝取會使症狀惡化的咖啡因、酒精、尼古丁等，或者補充不足的鐵質，都有改善症狀的可能。

**一般會由睡眠專科的醫師來治療這些睡眠障礙。如果苦於夜間頻尿，而又符合這些症狀的話，還請務必向專業醫師求診。**

# Q 80 治療以後，大概多久會有效果？

A 使用藥物的話通常是一～二週會有效果。

適當治療夜間頻尿的話，通常很快就會有效果。**尤其令人意外的是，若是銀髮族最多的「水分攝取過量」造成夜間頻尿，那麼只要控制水分攝取量，馬上就會減少去廁所的次數。**

若是使用藥物治療過動性膀胱或者攝護腺肥大的狀況，那麼只要服用藥物治療一～二週，通常就會有所改善。

而採取「傍晚抬腿」或者「彈性襪」這類自我保養，大多不會像藥物治療那麼快就有效果，可能會花上一～二個月才慢慢好轉。但是自我保養最重要的就是持續，因此**可以稍微紀錄晚上起來上廁所的次數有何變化，或者是將這些事情「順便」與原先就有的習慣一起做，花點功夫讓自己能夠長久持續下去。**

另外，如果服用藥物以後依然不見任何改善，請不要自行決定停藥，還請在下一次回診的時候與醫師商量。

## Q 81 治療以後，夜間可以完全不用起床上廁所嗎？

**A** 將起床三次減少為起床一次就是治療的「終點」。

確實大家都會認為，如果在治療以後能夠完全不起床、一覺到天明是再好不過，但是**在治療夜間頻尿的時候，最重要的是不能夠因為睡眠不足造成白天的生活品質低落，因此並不需要拼命達到完全不起床的地步。**比方說原先要起來上三次廁所，那麼治療的目標大概就是減少到只剩下一次。

過動性膀胱或攝護腺肥大這類疾病的藥物，在持續服用的情況下平均可以減少一次，也就是原先三次可以減少到二次。再加上自我保養讓二次變成一次，就是治療的方向。

另外，或許會有人覺得一旦服用藥物「是否就一輩子離不開藥物」而壓力很大，其實並不是這樣的。減少上廁所的次數、症狀有所改善以後或許就可以停藥，也可能是秋冬等比較容易復發的季節再用藥就好，還請務必向主治醫師商量。

Q 82

## 需要照護以及有認知問題的人，若是夜間頻尿該怎麼辦？

A 首先請確認是否給予對方太多水分。

需要照護以及有認知問題的人若是半夜一直想去上廁所，那麼家人或者照護者也必須要跟著起床，若是這種情況持續下去，那麼肯定在體力上及精神上都會無法負荷。為了減輕照護者的負擔，請先確認看看有沒有給予過多水分。**水分攝取量大約是不包含餐點中的水分，一天為「體重（公斤）×二十～二十五毫升」**。如果多於這個量，那麼就減少一些吧。另外餐點稍微控制一下鹽分，也能夠減少喉嚨乾渴的情況，就不會喝下太多水了。不過炎熱的夏天還是要注意不能夠少到脫水。

另外，也建議在不會過於勉強的範圍內幫對方做「傍晚抬腿」。可以在腳下放置抱枕或者坐墊等柔軟的東西，然後把腳放上去，讓腿抬高到約十～十五公分左右，維持這個狀態三十分鐘。如果當事者的股關節、腰部、膝蓋會感到疼痛，那麼就稍微調整一下執行的時間和高度，盡可能在不勉強的範圍內抬腿。

# 第 6 章

關於藥物的11個疑問

Q

## 其實是我平常吃的藥有問題，是真的嗎？

A

其他疾病的治療藥物，
有時會造成夜間頻尿問題。

Q

# 83 什麼情況下必須使用藥物？

A 大部分是因為某種疾病造成夜間頻尿的時候會用藥。

夜間頻尿的原因若為下列兩項泌尿器官相關疾病，那麼大多會一開始就使用藥物治療。

**◎過動性膀胱**

**◎攝護腺肥大**

另外，夜間尿量多也就是所謂夜間多尿者，也可能在專業醫師判斷下採用藥物治療。

夜間頻尿若是**起因於老化導致淺眠，**那麼通常會請病人先試著以改善生活來做自我保養，但也很常同時使用安眠藥。

還有若夜間頻尿是**由於高血壓或糖尿病等疾病**引發的話，就會使用那些疾病的治療藥物。

# Q 84 醫生為何沒有開藥給我？

A 有時候會請病患先試著做自我保養而不是吃藥。

要治療夜間頻尿，並不是只有藥物才有效。有些症狀可以先試著改善生活習慣、或者嘗試自我保養，就能夠產生效果。

比方說，銀髮族有許多人有傍晚後水分堆積在下半身的情況。這個症狀可以穿著彈性襪，或者在傍晚以後進行活動下半身的運動等，這些自我保養會比使用藥物來得好。另外，如果是因為喝太多水導致尿量多的話，就會請病患留心攝取適量水分。若原因是老化等問題造成淺眠，那麼也不會馬上就讓病患服用安眠藥，大多會請病患嘗試自我保養，例如早上在固定時間起床、白天好好沐浴在陽光下等。

或許有人會覺得「我這麼痛苦，但醫生卻什麼都不做？」而相當不安，可是**其實有些人的情況採用自我保養遠比藥物來得有效，因此還請安心嘗試。**

Q

# 85

## 過動性膀胱會使用哪些藥物？

A 一般來說男性和女性會使用不同藥物。

夜間頻尿的原因若為「過動性膀胱」，那麼主要就會使用藥物治療。但是以男性來說，通常會使用攝護腺肥大的藥物。會這樣的主因還是男性的過動性膀胱，大多是由於攝護腺肥大造成的。

**而女性若罹患過動性膀胱，最常使用的藥物是「抗膽鹼劑」和「乙型交感促進劑」**。抗膽鹼劑是一種抑制膀胱過度收縮的藥物，能夠緩和尿意。副作用是口乾、便祕、不易排尿、睡意等，因此使用在高齡者身上必須多加留心，不過最近也有副作用比較少的同類藥物。

乙型交感促進劑能夠讓膀胱鬆弛，藉此增加能夠儲存在當中的尿量，特徵是副作用少。不過有時候會對心臟運作產生影響，因此嚴重心律不整的患者無法使用此種藥物。

## Q 86 攝護腺肥大也需要用藥嗎？

### A 有相當有效的藥物，大多會一開始就用藥。

銀髮族男性有許多人罹患「攝護腺肥大」，主要採用藥物治療。但若藥物治療無法獲得成效、又或者攝護腺已經過於肥大，那麼就會評估是否進行手術。另外，攝護腺肥大經常會造成男性發生過動性膀胱的症狀，因此在治療男性的過動性膀胱時，也有可能會使用攝護腺肥大的藥物。

**藥物種類有「甲型交感神經阻斷劑」或「PDE－5抑制劑」等。**甲型交感神經阻斷劑能夠鬆弛攝護腺及膀胱的出口部分、以及尿道等處的肌肉，可以讓排尿比較順暢。而PDE－5抑制劑則是鬆弛攝護腺及尿道的肌肉讓血液更為流暢，也會拓展尿道、使排尿更加輕鬆。不過若是病人本身有在使用治療狹心症或者心肌梗塞的硝酸類藥物（如耐絞寧錠等），就無法使用。

如果使用了攝護腺肥大的藥物，過動性膀胱症狀依然沒有改善，那麼就可能會使用過動性膀胱的藥物。

# Q 87 聽說最近有很不錯的藥物，是什麼樣的藥呢？

A 那是只能使用在「夜間尿量多」的男性身上的藥物。

二〇一九年夜間頻尿有新的藥物符合醫療保險＊了。這種藥物的名稱是「去氨加壓素（DDAVPP）」，和具備減少尿液功效的抗利尿激素有著相同的作用，因此是一種能夠對「尿量多之人」產生效果的藥物，也相當受到矚目。

去氨加壓素能夠使腎臟的血管吸收更多水分，藉此濃縮尿液來減少尿量。雖然高齡者使用的時候必須注意可能發生低血鈉症狀，但有研究報告指出，只要使用的時候多留心是否產生副作用，那麼平均能夠減少一～一．五次排尿。**先前針對「夜間尿量多的患者」並沒有什麼有效的治療藥物，因此這可說是大好消息。不過是否可以使用這種藥物，必須經由泌尿科的專業醫師來判斷。**

同時，這種藥物在臨床試驗中尚未確認對於女性是否有效，因此不能使用在女性身上。針對夜間尿量多的女性，大多還是使用利尿劑或者建議患者進行自我保養為主。

＊譯注：這裡指的是日本當地的醫療保險情況。

# Q 88 聽說在白天使用利尿劑會有幫助，是真的嗎？

**A 是的，白天就將身體裡的水分排出，就有減少夜間排尿的可能。**

「利尿劑」正如其名有增加尿量的功效，報告指出此種藥物在治療夜間頻尿成因的「夜間尿量多」方面有其效果。上一頁提到的**去氨加壓素只有男性能夠使用，不過針對「夜間尿量多」造成頻尿的女性，有時候會使用利尿劑進行治療。**

利尿劑的藥物效果會使身體在白天的時候就把多餘的水分以尿液的形式排到體外，因此能夠減少夜間的尿量。利尿劑有藥效長短的差異，而針對夜間頻尿則是為了要讓病人在白天的時候就盡可能將尿液排出，所以藥物的半衰期會比較短，使用的是只會在白天產生效果的類型。實際上也有報告指出，在就寢前六～八小時以上服用利尿劑，就能夠改善造成夜間頻尿的夜間多尿情況。

雖然市面上也有販售利尿劑，但若要服用此類藥物，最好不要自己判斷，還是請大家遵從主治醫師的指示。

## Q89 我想嘗試自我保養，所以想要停藥可以嗎？

**A 請先寫排尿日記，然後與主治醫師商量。**

也許有人會覺得「吃藥都沒有效果，我想試試看自我保養」而因此想停藥。確實有些人夜間頻尿的類型，採取自我保養會比服用藥物來得有效，因此覺得有這種疑慮的人，還請向您的主治醫師商量。

**無論如何都要避免自己下停藥的判斷。**

比方說若是因為老化導致小腿肌肉衰退，造成「夜間多尿」的話，那麼的確是不需要服藥，做醫師建議的自我保養反而效果會更好，但頻尿的原因可能不只有一個。如果有多種原因結合，那麼很可能只做自我保養也沒有效果。比方說有過動性膀胱的人如果停藥的話，夜間頻尿的症狀甚至可能更加惡化。有沒有什麼隱藏性因素，通常只要寫下排尿日記就能夠清楚看出來，因此想要停藥、嘗試自我保養的人，**請先寫排尿日記，然後告知主治醫師想停藥的理由，好好找醫生商量吧！**

## Q90 我有在吃高血壓的藥，應該如何是好？

**A** 有些人可以更換藥物種類，請向主治醫師商量。

其實在治療高血壓的藥物當中，有可能引發夜間頻尿的藥物，就是「鈣離子阻斷劑」，這是在高血壓治療當中，醫生普遍會使用的藥物。

日本有許多人是因為吃下太多鹽巴而罹患高血壓，這種情況會讓身體試著提高血壓製造尿液，藉此將多餘的鹽巴排到體外。但是鈣離子阻斷劑會擴張血管讓血壓下降，因此藥物產生效果的期間，血壓就會下降，結果沒辦法製造足以將多餘鹽分排出的尿量。如此一來，身體為了繼續將這些鹽分排出，到了晚上還是會繼續製造尿液排鹽，造成了夜間多尿。

那麼應該要如何是好呢？**只要在早上或者中午以前服用具有製造尿液來降低血壓功效的「降壓利尿劑」，在白天就將多餘的鹽分以尿液型式排到體外就可以了。**若是有高血壓又苦於夜間頻尿的人，還請向主治醫師商量。

Q 91

## 我有在吃糖尿病的藥，應該如何是好？

A 請向主治醫師表明自己有夜間頻尿問題。

糖尿病這種疾病本身就很容易引發夜間頻尿，但其實治療糖尿病的藥物當中也有會引發夜間頻尿的藥物，也就是「ＳＧＬＴ２抑制劑」。這種藥物具有將糖分以尿液型式排出的功效，因此藥物發揮效用的期間，身體都會製造尿液。藥物在白天生效的時候並沒有什麼問題，但若藥效持續到晚上，身體就會為了排出糖分而持續製造尿液，那麼尿量就會增加而導致夜間頻尿。

ＳＧＬＴ２抑制劑的藥效有長短之分，半衰期較長的類型，藥效就有可能持續到夜晚。**如果苦於夜間頻尿並且正在服用這類藥物的人，可以試著向主治醫師商量，看看是否能夠更換為藥效比較短的類型。**

Q

# 92

## 可以告訴我，所有會引發夜間頻尿的藥物有哪些嗎？

A 若正在服用下列藥物且苦於夜間頻尿，請洽詢醫師。

由於副作用等問題可能引發夜間頻尿的，大致是以下藥物。

**◎高血壓……鈣離子阻斷劑、利尿藥**

**◎糖尿病……SGLT2抑制劑**

**◎心律不整等……利尿藥**

**◎胃痛、腹痛等……抗膽鹼劑**

**◎感覺統合失調症等……氯丙嗪**

利尿劑、SGLT2抑制劑的功效是增加尿量，而鈣離子阻斷劑則是為了在夜間繼續排出鹽分而引發夜間頻尿，因此只要變更服藥時間和種類就能有所改善。抗膽鹼劑和氯丙嗪會造成口乾，結果攝取太多水分，最後演變為夜間頻尿，但是大多情況都可以更換藥物。

如果正在服用這些藥物又苦於夜間頻尿，還請向主治醫師商量。

Q 93

# 我長年吃安眠藥，會不會成癮？

A 如果安眠藥的藥量沒有增加、也都有好好睡著，那就沒有問題。

如果因為夜間頻尿而前往泌尿器官科或者內科求診，有可能會在拿到過動性膀胱或攝護腺肥大藥物的時候，發現醫師也開出了安眠藥。有些人可能覺得，並不是從睡眠科醫師手上拿到安眠藥、而是其他疾病的主治醫師開出來的安眠藥，一直吃的話不會有問題嗎？會不會因此成癮？因此感到非常不安。

舉個例子來說好了，喝酒的人如果每天一直喝，可能會越來越不容易感受到醉意，結果開始增加飲酒量，到了最後就會變成酒精成癮的狀態。而安眠藥也是這樣的情況。如果一直服用安眠藥，之後越來越沒有安眠的效果、只好增加服用的藥量，那麼就可能是某種程度的成癮狀態。

不過，**若是沒有增加藥量也能好好睡著，那麼繼續服用也沒有問題。如果覺得沒有效果、得增加藥量的話，那麼就要向睡眠專科的醫師求診了。**

# 第 7 章

關於日常生活的11個疑問

Q

## 建議洗澡的時間？

A

不要在睡前才洗，
最好傍晚就洗。

## Q 94

## 有沒有什麼最好不要吃的食物？

**A** 晚餐盡可能不要吃「味噌湯」和「大量蔬菜」會比較好。晚餐後的「水果」和「茶」也要多加留心。

為了維持健康，一天三餐均衡攝取營養是非常重要的。但是苦於夜間頻尿症狀的人，也有些食物要避免在特定的時間吃會比較好。

首先，**必須特別留心鹽分高的食物。**如果攝取太多鹽分，身體就會為了把多餘的鹽分排出身體而增加尿量。這樣一來，體內水分量會有些不足，也會因此感到口渴，結果喝下大量水以後，尿又更多了，陷入惡性循環。

日本人常吃的東西當中鹽分量高的東西包括味噌湯。如果喝了好幾碗、而且口味又偏重的話，很容易讓夜間頻尿惡化。尤其是晚餐喝味噌湯的話，非常容易增加夜間的尿量，所以**祕訣之一是「味噌湯只能在早上和中午喝」。**

另外，或許有些人會為了健康而經常攝取大量蔬菜，不過以晚餐來說，實在不推薦大家吃很多蔬菜。這是由於蔬菜含有大量水分，如果吃太多，就等同喝了太多水，很容易演變為增加尿量。**還請在早上和中午攝取大量蔬菜。**

另外就是**晚餐以後也要注意不能吃太多水果，**理由和蔬菜是一樣的。比方說有很多日本人都有這樣的經驗，到了冬天在晚餐後一邊看著電視，一不留神就吃掉三四顆橘子之類的。但是這樣等於在睡前攝取了非常大量的水分，所以有夜間頻尿煩惱的人請千萬避免這樣吃水果。

**另外，含咖啡因的綠茶、紅茶、咖啡等飲品，也建議最好不要在傍晚後飲用。**由於咖啡因具有將體內水分化為尿液排出的作用，因此只要喝了就會需要排尿。而且咖啡因還會妨礙睡眠，也很容易使人在些許尿意下就醒過來，可能導致夜間頻尿惡化。還請留心這類飲品，在早上或白天的時候飲用吧。不含咖啡因的茶類，有麥茶和博士茶等。市面上其實也有銷售不含咖啡因的咖啡或者茶類，應該也能夠選擇這些飲品。

還有，「間質性膀胱炎」有時候也會引發夜間頻尿，這種疾病是只要辛辣物等刺激性食品或者柑橘類都會刺激到膀胱，因此要多加留心。

## Q95 我討厭「口味清淡」的食物，有沒有比較高明的減鹽方法？

**A** 有的，可以善用顆粒芥末、咖哩粉、醋和香油這類東西，就不會覺得食物索然無味，能夠好吃又減少鹽量。

夜間頻尿的對策當中相當重要的一點就是「減鹽」。但是就算明白這一點，還是有很多人一直無法實踐，或者做了也無法持續下去對吧？最重大的理由就是很多人覺得把鹽減少以後，東西就變得沒有味道、不好吃，但其實要減少食物的鹽分卻不覺得索然無味而美味可口，是有訣竅的。

那就是**將「香氣」、「辛辣」、「酸味」等東西巧妙運用在食物當中，就能夠補充減鹽餐點給人的不足感。**

具體來說，香氣推薦大家使用紫蘇、茗荷等有香氣的蔬菜，或者檸檬、香油這類東西。在烹調的最後加上一點香氣，就會變得風味十足、不讓人覺得調味過淡。另外，辛辣則包含辣椒、咖哩粉；酸味的話可以使用醋。將這些調味料放在桌上，如果覺得味道不太夠，也不要直接添加醬油或鹽巴，可以試著先灑上這類東西，這正是減鹽的訣竅。

## 減鹽餐點推薦使用的調味料

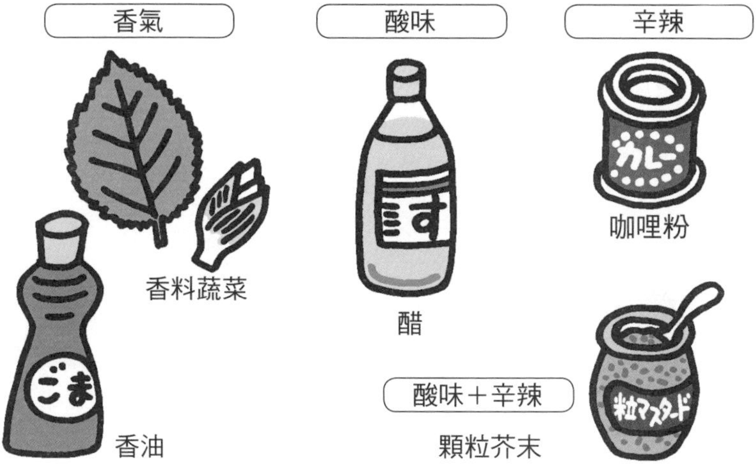


也建議大家可以使用「醋＋咖哩粉」這樣結合酸味與辛辣物。就算是水煮蔬菜沾這樣的醬料食用，沒有用鹽巴也相當美味。如果不太喜歡酸味的人，也可以添加少量砂糖。**顆粒芥末是酸味與辣味調和在一起的調味料，因此相當好用。高麗菜之類的水煮蔬菜，只要拌一下顆粒芥末就能做出減鹽餐點**；作為肉類料理前置工作來醃漬肉類，味道會變得更有深度、也能提高滿足感，相當有幫助。

這些東西適合使用在「不太用水的餐點」。如果使用大量水來烹調的湯品或者燉煮餐點由於味道很難濃縮，所以會比較困難，因此一開始可以先將這些訣竅應用在燒烤、翻炒或者涼拌的菜色上。

## Q 96 為了減鹽，最好要特別注意哪些食物？

A 就是「泡麵」和「速食拉麵」。目前已知日本人在這兩種東西當中攝取的食鹽特別多。

上一頁已經告知大家烹調減鹽餐點的訣竅，不過大家可能不是完全自己烹飪餐點，偶爾還是會吃一些外食或加工食品。這種時候最需要注意的，就是杯麵、炒麵泡麵、速食麵這些東西。

國立研究所調查日本人從哪些食物當中攝取較多的食鹽，發現第一名是杯麵和炒麵泡麵等杯裝泡麵，平均一天攝取五．五克的食鹽。第二名則是袋裝的速食拉麵，一天平均是五．四克。兩者都遠遠超過第三名以下的數值，因此要特別小心。

不過，完全不吃自己想吃的東西，會造成很大的壓力，因此很難長久持續下去。**前面所提的食鹽克數是把湯也喝乾的情況，所以如果要吃的話，減鹽的訣竅就是盡可能不要喝太多湯。**

第三名以下比較明顯的就是醃漬物等「配飯用菜」。**若名次表上有自己喜歡的東西、或者有不少經常吃的東西，那就有可能攝取過多食鹽，為了要減鹽，建議儘量少吃一點。**

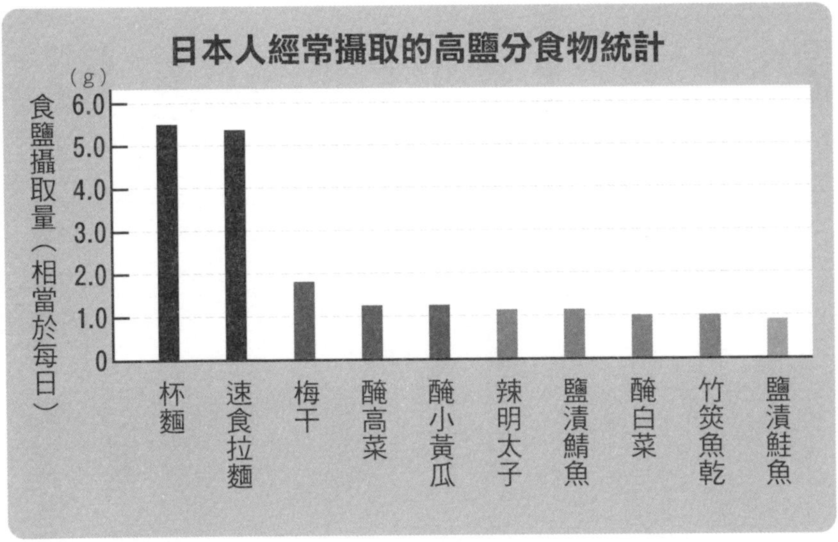
日本人經常攝取的高鹽分食物統計
(g)
食鹽攝取量(相當於每日)
6.0
5.0
4.0
3.0
2.0
1.0
0
杯麵
速食拉麵
梅干
醃高菜
醃小黃瓜
辣明太子
鹽漬鯖魚
醃白菜
竹筴魚乾
鹽漬鮭魚

調查日本人從哪些食品當中攝取大量鹽分的結果。可知我們經常食用、隨手可得的加工食品大多含有大量鹽分。11名以下也大多是醃漬物，不過12名是麵包。

資料來源◎根據《醫藥基礎、健康、營養研究所報告》製成

另外，便利商店的便當或者外食通常調味會比較重，因此也要多注意鹽量。這些東西通常會在包裝上或者菜單上寫著「食鹽約莫含量」，盡可能確認一下。日本厚生勞動省的每人單日鹽分攝取量標準，是男性不要超過七・五克；而女性則不要超過六・五克。有些食物是一道菜就超過這個量了，絕對要特別注意。

Q
# 97
## 我不想戒酒。有沒有好方法？

A 請找出對於自己來說「適量」的量，下酒菜也要減鹽。

喝酒就會製造大量尿液，因此最好要控制飲用量。但是只要特別注意本節要介紹的重點，應該就不需要「禁酒」這麼極端的方式。

首先最重要的是，要找到對於自己來說「適量」的量。如果是晚上會起來上三次廁所的人，最重要的就是**為自己評估一個大概，比方說「只喝一半的量就只需要起來上一次廁所，這樣很輕鬆，所以這個量對自己來說比較適當」。**

另外，除了酒本身以外，搭配酒的下酒菜，其實也會影響夜間頻尿。如果吃很鹹的下酒菜又喝酒，那麼尿量當然會變多。而且鹽分高的話，身體為了排出多餘的鹽分，又會盡可能增加尿量。因此喝酒的時候，還請記得稍微控制下酒菜的含鹽量，並且適量飲用。

Q 98

# 鋸棕櫚之類的營養食品有效果嗎？

A 如果覺得有效，那麼當然可以吃。

鋸棕櫚是原產於美國東部的棕櫚科植物，據說對於攝護腺肥大等排尿問題相當有效。或許會有人在藥妝店、電視廣告等處看到標榜含有鋸棕櫚而能解決排尿問題的營養食品，而想要嘗試看看。畢竟營養食品的效果和感受都會有個人差異，因此吃了以後覺得「有效果」的話，那麼繼續吃應該也沒有什麼問題。

不過**營養食品畢竟不是像醫院開出來的處方藥那樣，是經過實驗確定在許多人身上都會有效果的東西，而且有些營養食品的價格相當高，若是感受不到效果，那就不建議繼續食用了。**

視夜間頻尿的原因和症狀嚴重度，有些情況與其嘗試營養食品，還不如直接使用醫院的處方藥治療比較好。尤其是攝護腺肥大的話，已有相當有效的處方藥，有這方面困擾的話建議直接向醫院求診。

Q 99

## 標示著對於頻尿有所幫助的「漢方藥」真的有效嗎？

A 可以試試看，覺得有效果就可以吃。

就算苦於夜間頻尿，應該**還是會有人覺得「沒辦法馬上去醫院」、「很怕被傳染別的病，想先嘗試市售藥品」。這種情況下，或許可以試試「牛車腎氣丸」或者「八味地黃丸」這類漢方藥材。**

不過，牛車腎氣丸通常用在過動性膀胱上；八味地黃丸則用在攝護腺肥大上，如果原因不是這兩種疾病，可能不會有任何效果。

另外，如果吃了以後也不覺得半夜起來上廁所的次數有減少之類的，那麼就不要再吃了，還是前往醫療機關求診吧。

而且這些漢方藥雖然在藥妝店也可以買到，其實醫院也是可以開出這類處方＊。如果請醫院開處方，有些是可以適用醫療保險的，真的想嘗試的人也可以和主治醫師商量。

＊編注：以日本的醫療、藥妝店情況為主

## Q 100 聽說按摩小腿肚會有幫助，是真的嗎？

**A** 是的，推薦小腿肚水腫的人這麼做。

小腿肚水腫和夜間頻尿關係密切。若是由於老化造成心臟和小腿肚肌肉的幫浦機能衰弱，血流就會停滯，水分則因為重力而堆積在下半身。如果就這樣去睡覺，半夜的時候堆積在那些地方的水分就會轉化為尿液，如此一來夜晚的尿量就會增加，因此睡前如果能夠先排除小腿的水腫情況，那麼就可以減少半夜起來上廁所的次數。

**如果是「傍晚的時候小腿會水腫，但是早上起床的時候已經消掉」的人，按摩或許能夠有助於消除水腫。**

具體的方法是用自己覺得舒適的力道，從小腿肚下方往上方揉捏數次。如果泡澡的時候一邊按摩，能更加促進血液循環，是相當好的方式。按摩的目的是要讓累積在小腿的水分於清醒的時間就轉為尿液排出，因此重點就在於按摩的時間要在傍晚前進行。

Q

# 101 建議洗澡的時間？

A 不要在「睡覺前」，最好是「傍晚就洗」。

為了避免洗澡後吹風受寒，有人會選擇在睡覺前才去泡澡等，大家的入浴習慣都不太一樣，不過以銀髮族大多數夜間頻尿者來說，會建議這些人要在睡前的四～五小時就去泡澡。

銀髮族大多是夜間尿量增加而造成夜間頻尿，而增加的理由之一就是白天堆積於小腿肚中的水分，在睡覺的時候轉化為尿液等。這種情況下要改善症狀，就需要多加考量「提升下半身血液循環」。

如果泡澡而提升了血液循環，堆積在小腿肚當中的水分就會回到血管當中，也容易轉化為尿液排出。由於製造尿液需要四～五小時，因此**習慣在晚上十點左右睡覺的人，如果能在傍晚六點左右就先去泡澡，那麼就可以在睡覺前讓多餘的水分化為尿液排出。**要改善夜間頻尿，也建議大家採用「傍晚散步」等方法，目的也是要改善下半身的血液循環，因此在傍晚去散步以後就泡澡，效果應該會更好。

Q 102

# 一定要戒菸嗎？

A 除了夜間頻尿以外，若還有其他疾病，那麼最好還是戒菸吧！

大部分的人就算明白菸對肺部和支氣管不好，應該也很難聯想到這會與夜間頻尿有關係吧？其實如果罹患了糖尿病或者高血壓，同時也苦於夜間頻尿的話，就會產生間接性的影響，因此醫生會積極建議病患戒菸。

以糖尿病患者來說，有些人是尿量增加造成夜間頻尿。針對這些人進行的研究發現，吸菸的病患半夜起來上廁所的次數比不吸菸的人還要多。也就是說，**如果罹患了糖尿病又吸菸，那麼很可能會造成夜間頻尿惡化。**另外，高血壓也有可能造成夜間頻尿的症狀，而香菸正是使高血壓惡化的因素之一，因此也是需要禁菸的。

雖然並沒有其他報告指出香菸會對夜間頻尿造成影響，但是香菸會造成膀胱等器官罹病風險提高。為了要延長健康壽命，還是建議大家戒菸。

## Q 103 睡覺時或者起來上廁所的時候，要注意哪些事情？

**A** 重點是不要讓下半身著涼、不要在前往廁所的走廊上放東西等。

有排尿問題的病患，每到寒冷季節人數就會增加，在症狀嚴重度方面，「進入秋冬更為惡化」的狀況也有增加的傾向，因此**苦於夜間頻尿的人，在睡前和睡眠當中的防寒對策是相當重要的。**具體的對策包含——上床之前要穿著襪子、拖鞋，使用能夠溫暖腳踝的腿部防寒用品或者暖暖包等，讓下半身和腳部不要著涼。不過暖暖包有讓人低溫燙傷的危險，因此睡覺的時候還請拿掉。睡覺的時候，一定要注意穿著有適當保暖性、可以放鬆的服裝。如果穿著有包腹巾材料一路裹到大腿的褲子，也能夠避免下半身受寒。

另外，半夜要去廁所的時候，記得要穿上拖鞋和外衣；為了避免屁股和大腿碰到冰冷的馬桶座就著涼，可以使用馬桶坐墊等商品；洗手的時候用溫水等，盡可能讓冰涼之物遠離自身，最重要的應該就是多注意這些小地方。

同時**別忘了，因為半夜要起來上廁所，避免走著走著就摔倒的對策也非常重要。**有報告指出夜間頻尿會使人很容易跌倒，而摔倒的時候股骨頸骨折的風險也會提高。股骨頸骨折是指大腿較粗的那根骨頭在接近股關節的連接處折斷的骨折現象，此處骨折之後無法走路、臥病在床的風險相當高，因此去上廁所的時候特別留心不要讓自己摔倒也是非常重要的。

還有報告也指出，晚上起來去上廁所的次數越多次，死亡率就越高，可以推測也是由於半夜去上廁所的時候跌倒而就此臥病在床，很自然就會提高死亡率。

不要因為覺得是自己長年居住的屋子就過分放心，還請執行下列預防措施——

**◎不要在前往廁所的道路上放東西**

**◎走廊上的燈光要容易打開**

**◎讓寢室和廁所在同一層樓**

**◎如果是不同一層樓，那麼樓梯一定要有扶手**

Q

# 104

## 起來上廁所以後「不可以做的事情」是什麼？

A

覺得無法馬上睡著就「看看電視或手機」的話，會更難睡著，千萬要小心。

極端一點來說，白天頻尿反正去上廁所就好了，但是夜間頻尿只要去上廁所，就會影響睡眠，因此是比較痛苦的。即使如此，去上了廁所以後如果能夠馬上睡著那也就罷了。問題比較嚴重的是「去上了廁所回到床上，結果睡不著了」對吧？

難以再次入眠的理由五花八門，不過有時起來上廁所以後的「某些行為」也可能使人難以入睡。這些「起來上廁所以後不可以做的事情」舉例來說有下列三種——

**◎上完廁所以後，沒有馬上把房間的燈關掉**

**◎看手機、電視或者電腦**

**◎吸菸**

起床上廁所的時候，最需要留心的就是周圍不要有太多光線。「褪黑激素」是能夠誘發人類進入睡眠狀態的荷爾蒙，在黑暗處會比較容易分泌，因此沐浴在陽光下的時候，這種荷爾蒙的分泌就會受到抑制。話雖如此，走到廁所的路上如果太暗，很容易造成跌倒等意外，所以上完廁所以後最重要的就是馬上把房間的電燈關掉然後上床。

另外，起床上廁所以後也絕對不可以看手機、電視或電腦之類的。雖然有些人會覺得既然無法馬上睡著，那就看一下手機或電視好了，但是手機和電視的光線當中含有「藍光」，這種光線也會刺激腦部，抑制褪黑激素分泌。

同時香菸的主要成分尼古丁會讓人分泌腎上腺素、使人清醒，苦於夜間頻尿的人若想著「都起來了就順便來一支菸吧」，還請務必忍耐。

夜間頻尿可能造成睡眠不足而使生活品質降低，就算起來上廁所的次數沒有減少，**只要起來以後馬上就能睡著，也會比較輕鬆。起來之後就沒辦法再次入眠的人，如果有前述習慣的話，還請避免做這些事情。**

| | | | |
|---|---|---|---|
| 點　　分 | mℓ | | |
| 點　　分 | mℓ | | |
| 點　　分 | mℓ | | |
| 點　　分 | mℓ | | |
| 點　　分 | mℓ | | |
| 點　　分 | mℓ | | |
| 點　　分 | mℓ | | |
| 點　　分 | mℓ | | |
| 點　　分 | mℓ | | |
| 點　　分 | mℓ | | |
| 第二天最初的排尿時間 | 排尿量 | 漏尿 | 筆記 |
| 點　　分 | mℓ | | |

| 排尿次數 | 合計排尿量 | 漏尿次數 |
|---|---|---|
| 次 | mℓ | 次 |

**筆記** 當天身體狀況感覺與排尿有關的事情

## 排尿日記

# 月　　日（　）

起床時間：早上・下午　　　點　　　分

就寢時間：早上・下午　　　點　　　分

| 時間 | 排尿量 | 漏尿（打〇） | 筆記（水分攝取量等） |
|---|---|---|---|
| 點　　分 | mℓ | | |
| 點　　分 | mℓ | | |
| 點　　分 | mℓ | | |
| 點　　分 | mℓ | | |
| 點　　分 | mℓ | | |
| 點　　分 | mℓ | | |
| 點　　分 | mℓ | | |
| 點　　分 | mℓ | | |
| 點　　分 | mℓ | | |
| 點　　分 | mℓ | | |
| 點　　分 | mℓ | | |
| 點　　分 | mℓ | | |
| 點　　分 | mℓ | | |
| 點　　分 | mℓ | | |

| | | | |
|---|---|---|---|
| 點　　分 | mℓ | | |
| 點　　分 | mℓ | | |
| 點　　分 | mℓ | | |
| 點　　分 | mℓ | | |
| 點　　分 | mℓ | | |
| 點　　分 | mℓ | | |
| 點　　分 | mℓ | | |
| 點　　分 | mℓ | | |
| 點　　分 | mℓ | | |
| 點　　分 | mℓ | | |
| 第二天最初的排尿時間 | 排尿量 | 漏尿 | 筆記 |
| 點　　分 | mℓ | | |

| 排尿次數 | 合計排尿量 | 漏尿次數 |
|---|---|---|
| 次 | mℓ | 次 |

**筆記** 當天身體狀況感覺與排尿有關的事情

## 排尿日記

# 月　　日（　　）

起床時間：早上・下午　　　點　　　分

就寢時間：早上・下午　　　點　　　分

| 時間 | 排尿量 | 漏尿（打〇） | 筆記（水分攝取量等） |
|---|---|---|---|
| 點　　分 | mℓ | | |
| 點　　分 | mℓ | | |
| 點　　分 | mℓ | | |
| 點　　分 | mℓ | | |
| 點　　分 | mℓ | | |
| 點　　分 | mℓ | | |
| 點　　分 | mℓ | | |
| 點　　分 | mℓ | | |
| 點　　分 | mℓ | | |
| 點　　分 | mℓ | | |
| 點　　分 | mℓ | | |
| 點　　分 | mℓ | | |
| 點　　分 | mℓ | | |
| 點　　分 | mℓ | | |

# 睡前這麼做，與夜尿徹底告別

老是被尿意驚醒？名醫解答 104 個日常泌尿問題，不吃藥、免手術，頻尿自然好

**作者**主婦與生活社生活照護編輯部
**譯者**黃詩婷
**主編**唐德容
**責任編輯**孫珍
**封面設計**羅婕云
**內頁美術設計**李英娟

**執行長**何飛鵬
**PCH集團生活旅遊事業總經理暨社長**李淑霞
**總編輯**汪雨菁
**行銷企畫經理**呂妙君
**行銷企劃專員**許立心

**出版公司**
墨刻出版股份有限公司
地址：台北市104民生東路二段141號9樓
電話：886-2-2500-7008／傳真：886-2-2500-7796
E-mail：mook_service@hmg.com.tw
**發行公司**
英屬蓋曼群島商家庭傳媒股份有限公司城邦分公司
城邦讀書花園：www.cite.com.tw
劃撥：19863813／戶名：書虫股份有限公司
香港發行城邦 (香港) 出版集團有限公司
地址：香港九龍九龍城土瓜灣道86號順聯工業大廈6樓A室
電話：852-2508-6231／傳真：852-2578-9337
城邦 (馬新) 出版集團 Cite (M) Sdn Bhd
地址：41, Jalan Radin Anum, Bandar Baru Sri Petaling,
57000 Kuala Lumpur, Malaysia.
電話：(603)90563833／傳真：(603)90576622／E-mail：services@cite.my
**製版・印刷**漾格科技股份有限公司
**ISBN**978-986-289-777-5・978-986-289-779-9 (EPUB)
**城邦書號**KJ2080 **初版**2022年11月 **二刷**2023年12月
**定價**380元
**MOOK官網**www.mook.com.tw
**Facebook粉絲團**
MOOK墨刻出版 www.facebook.com/travelmook
版權所有・翻印必究

YAKAN HINNYOU ASAMADE GUSSURI ! JITAKU CARE BOOK
© SHUFU TO SEIKATSU SHA CO., LTD. 2021
Originally published in Japan in 2021 by SHUFU TO SEIKATSU SHA CO., LTD.,TOKYO.
Traditional Chinese Characters translation rights arranged with SHUFU TO SEIKATSU SHA CO., LTD.,TOKYO,
through TOHAN CORPORATION, TOKYO and KEIO CULTURAL ENTERPRISE CO.,LTD., NEW TAIPEI CITY.
This Complex Chinese translation copyright © 2022 published by Mook Publications Co., Ltd.

國家圖書館出版品預行編目資料

睡前這麼做,與夜尿徹底告別 : 老是被尿意驚醒?名醫解答104個日
常泌尿問題,不吃藥、免手術,頻尿自然好/主婦與生活社ライフ.ケア
編集部作；黃詩婷譯. -- 初版. -- 臺北市：墨刻出版股份有限公司出
版：英屬蓋曼群島商家庭傳媒股份有限公司城邦分公司發行,
2022.11
192面；14.8×21公分. -- (SASUGAS ;80)
譯自：夜間頻尿第一線で活躍する専門家が教える朝までぐっすり!
自宅ケアBOOK
ISBN 978-986-289-777-5(平裝)
1.CST: 泌尿生殖系統疾病 2.CST: 問題集
415.8022　　　　111016613